体と心が軽くなる

鉄分ラクラクごはん

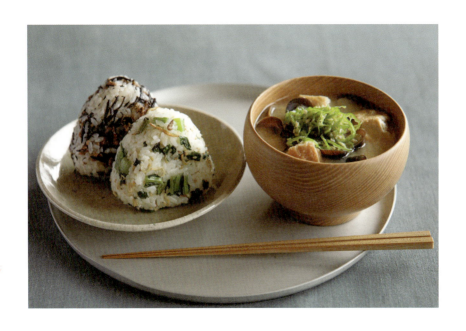

市瀬悦子

主婦の友社

はじめに

「鉄」、意識したことはありますか?

鉄は、人が生きていくうえで、なくてはならないミネラルのひとつです。

鉄が不足すると、疲れやすい、風邪をひきやすいなど

体に影響が出るだけでなく、

幸せホルモンのセロトニンや、やる気ホルモンのドーパミンをつくれなくなり、

イライラしたり、気分が落ち込んだり、不眠になったりします。

コラーゲンの合成にも鉄は不可欠。

鉄不足はお肌や髪など美容にも影響します。

日本人女性の70%が鉄が足りない状態で、日々暮らしています。

女性が鉄不足に陥るのは

毎月、定量が生理により失われていくことに加え、

肉などの鉄を多く含む食べ物を十分にとれていない事実があります。

不足する鉄を補うには、毎日の食事が大事。

肉や魚、大豆製品、卵などの鉄を含むたんぱく質食材をしっかりとる。

そして、鉄を含む青菜や、血液をつくるために

必要なビタミンを含む野菜もしっかりとる。

いろいろな食材から少しずつ鉄をとり、

体の中の「鉄の貯金※」をいっぱいにして

体も心もすこやかでかろやかな毎日をとり戻しましょう。

ひめのともみクリニック院長

姫野友美

※17ページ参照

今年ちょうど50歳の私にとって、健康と美容は以前よりずっと興味が
増したテーマです。友人とごはんに行けば、この2つの話題はつきもの。
近ごろは、ちょっとした不調や、気分がのらないといったことが
少し増えてきたかな、という自覚のある日々を送っていました。
そんな中、書籍のテーマとして挙がったのが「鉄分」です。
これまで私自身は、鉄分についてあまり意識したことはありませんでした。
本書の監修を務めてくださった姫野友美先生の
「鉄が体と心の不調を救う」「鉄分不足は体・心・美に影響がある」という
お話を伺って、これは、まさに今、私が知りたかったテーマだ、と。
「私も生活にとり入れたい！」と、この本にとり組むことになりました。

まずは鉄分の多い食材を知ることからスタート。
鉄分を効率よくとるコツも学び、メニューを考えました。
鉄分が多い食材の代表にレバーがありますが
毎日レバーばかり食べるというわけにもいきません。
この本では、身近な鉄分食材を使い、無理なく作れて
栄養バランスも自然にとれるメニューをご紹介しています。

鉄分を補うには、日々の食事から。
この本がみなさまの毎日のごはん作り、そして健康と美容の
お役に立てたらうれしいです。

市瀬悦子

contents

- 2 　はじめに
- 8 　この本の見方

知識編

体と心の不調を救う「鉄」を知ろう！

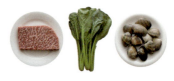

- 10 　そのイライラ、肌荒れ、眠け、疲れやすさ… 鉄が足りないせいなのかも？
- 11 　3つ以上あれば要注意！ 鉄不足セルフチェック
- 12 　鉄分が足りなくなると 体・心・美に影響あり
- 16 　どうして「鉄」は不足するの？
- 17 　気づかないうちに減っていく「鉄の貯金」
- 18 　1日10.5mgを目標に！ 鉄分の補給は食べ物から
- 19 　こんなメニューでラクにおいしく 特別な食材、調理法は必要なし！
- 19 　Case 1　レバーを使えば「超鉄分」レシピに
- 20 　Case 2　作りおきを使って、ささっと2品
- 20 　Case 3　缶詰を活用し、時間がなくても手軽に
- 21 　Case 4　鉄分おかずを組み合わせてバランスよく
- 22 　食材の組み合わせが肝心 鉄分コスパを上げる食べ方
- 24 　覚えておきたい「鉄食材」
  - ◎ ヘム鉄食材
  - ◎ 非ヘム鉄食材
- 28 　ちょこっと足すだけ 鉄ラク食材
- 30 　知っておきたい 日常生活にひそむ 鉄不足の原因4

レシピ編

毎日ラクにとり入れられる「鉄分補給」レシピ

鉄分たっぷり！ メインおかず

［牛肉］

32　牛肉、チンゲンサイ、わかめのオニオンじょうゆあえ

34　牛もも肉のタリアータ

36　牛もも肉のオニオンステーキ

38　牛肉、れんこん、パプリカのオイスター甘酢炒め

40　青じそおろしミニハンバーグ

42　牛肉、大豆、ごぼうの山椒じょうゆ煮

43　ひき肉とキャベツ、ルッコラのナンプラー炒め

［豚肉］

44　豚肉のピカタ ブラウンソース

46　豚ももとじゃがいものパセリマスタード炒め

［レバー］

48　ししとう入りレバにら炒め

50　豚レバーの竜田揚げ カレーウスター風味

52　鶏レバーとうずら卵のしぐれ煮

［ラム肉］

54　ラムとパプリカのチャプチェ

［魚介］

56　ぶりステーキ トマトレモンバターソース

58　かつおと春菊のボリュームサラダ

60 カキと小松菜のオイマヨ炒め

62 さばとパプリカの中華甘酢あん

64 まぐろ、ほうれんそう、わかめのナムル

66 まぐろのバジルフライ 高菜タルタル添え

68 いわしのかば焼き ししとう風味

［卵］

70 鉄分チャンプルー

72 あさりかに玉

73 落とし卵のトマト煮込み

［豆腐］

74 ベーコンソースの豆腐ステーキ

76 鉄分麻婆豆腐

［厚揚げ］

78 厚揚げ、豚こま、ピーマンの辛みそ炒め

80 厚揚げとかぶのそぼろ煮

鉄分ちょい足しサブおかず

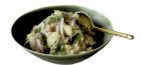

82 大豆と青じそのビネガーポテサラ

84 あさりとバジルのワインバター蒸し

85 切り干し大根のエスニックサラダ

86 カキとカリフラワーのアヒージョ

87 納豆と青のりのチヂミ

88 ちぎり豆腐とアボカドのナムル

89 油揚げのツナマヨ焼き

一皿のときこそ鉄分をプラス
ごはん物&めん物

- 90 　"もと"を作っていつでも簡単！鉄分おにぎり
- 92 　鉄分おにぎりの"もと"
  　　卵とおかかふりかけ／おかかとくるみ、青のりふりかけ／
  　　小松菜とじゃこ、ごまふりかけ／ひき肉とひじき、梅ふりかけ
- 94 　ベーコンと小松菜の和風ひじきチャーハン
- 96 　大豆入りキーマカレー
- 98 　春菊とさば缶のサラダそば
- 100 　くずしブロッコリーとツナのペペロンチーノ

飲む鉄分 おかずスープ&みそ汁

- 102 　チンゲンサイとわかめのオイスタースープ
- 104 　ほうれんそう、カリフラワー、あさりのチャウダー
- 106 　牛肉、もやし、パプリカのピリ辛豆乳スープ
- 108 　かぶとひき肉のザーサイスープ
- 110 　しじみと厚揚げ、ししとうのみそ汁
- 111 　こんな組み合わせも
  　　さば缶、細ねぎ／小松菜、ちぎり豆腐／
  　　かぶ、かぶの葉、わかめ／合いびき肉、春菊

この本の見方

- 小さじ1＝5㎖、大さじ1＝15㎖、1カップ＝200㎖です。
- 鉄量は食材の個体差などによって多少の違いがありますので、目安とお考えください。鉄量は生のものの数値で算出しており、調理によって実際の摂取量は異なります。
- 鉄量の算出は、「日本食品標準成分表（八訂）増補2023年」をもとにしています。
- 野菜類は特に表記がない場合、洗う、皮をむくなどの作業をすませてからの手順を説明しています。
- 調味料は特に指定がない場合、しょうゆは濃口しょうゆ、小麦粉は薄力粉、砂糖は上白糖を使用しています。
- 電子レンジの加熱時間は600Wの場合の目安です。500Wの場合は時間を2割増しにしてください。機種によって差がありますので、様子を見ながらかげんしてください。
- フライパンはフッ素樹脂加工のものを使っています。
- カゼインフリーを実践しているかたは、牛乳を豆乳にかえてください。
- グルテンフリーを実践しているかたは、小麦粉を米粉や大豆粉に、パン粉を米粉のパン粉にかえてください。

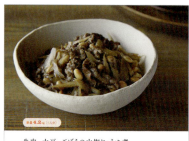

鉄分が豊富な食材に赤のアンダーラインを引いています。

鉄鍋や鉄製フライパンについて

鉄鍋や鉄製フライパンを使って調理する場合、鉄分がプラスされることがありますが、その量はわずか。トマトケチャップや酢を使うなど、酸味があり、時間をかけて煮込む料理以外は期待するほどの数値ではありません。鉄製品のお手入れの手間を考えると、フッ素樹脂加工のフライパンのほうが調理も簡単です。（姫野）

> 知識編

体と心の不調を救う「鉄」を知ろう！

不足すると、体だけでなく心にも影響する鉄。
どんな働きをしているの？ 不足すると、どうなるの？
体も心もかろやかで、元気いっぱいの毎日を送るために
鉄を知り、鉄を味方にしましょう。

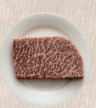 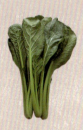 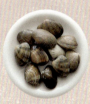

そのイライラ、肌荒れ、眠け、疲れやすさ… 鉄が足りないせいなのかも？

♢ 不調はまず「鉄不足」を疑ってみる

なんとなくだるい、疲れがとれない、頭が重い、イライラする、髪が抜ける、肌トラブルがある……。それは、鉄不足からくる症状かもしれません。鉄は私たちの体の中でさまざまな重要な役割を担っている（12ページ）ため、不足すると体だけでなく、心や肌にもさまざまな不調をきたします。

♢ 日本人女性の7割が「かくれ貧血」

体の中の鉄が不足すると起こるのが「貧血（鉄欠乏性貧血）」という病気。20代から40代女性の21%が「貧血」であり、65%がその前段階の「かくれ貧血（潜在性鉄欠乏症）」（12ページ）である、というデータもあります。特に40代女性の「貧血」は多く、4人に1人が危険な状態に陥っています。まずは、鉄不足になっていないか、貧血やかくれ貧血で現れやすい症状のリストでチェックしてみましょう！

Fe self-check

3つ以上あれば要注意！
鉄不足セルフチェック

- ☑ 立ちくらみ、めまいがある
- ☑ 肩こり、腰痛、背部痛
- ☑ 頭痛、頭が重くなりやすい
- ☑ のどの不快感がある
- ☑ 風邪をひきやすい
- ☑ 口角炎や口内炎に
なりやすい
- ☑ 便秘や下痢をしやすい
- ☑ 体を動かすと
息切れや動悸がする
- ☑ イライラする
- ☑ 神経過敏

- ☑ 不眠、寝起きが悪い
- ☑ 注意力・集中力の低下
- ☑ 気分の落ち込み
- ☑ 疲れやすい、
疲れがとれない
- ☑ 髪が抜ける
- ☑ 湿疹、肌荒れ、
皮膚トラブルが多い
- ☑ 顔色が悪い、目の下にクマ
- ☑ 爪が割れる
- ☑ むくむ
- ☑ 冷える

鉄分が足りなくなると
体・心・美に影響あり

♡ 全身に酸素を運んでいる鉄

体の中の鉄はたった3〜4g。とても少ない量ですが、その働きは絶大。鉄は生命を維持するために必要不可欠なミネラルなのです。鉄の重要な役割のひとつが、全身に酸素を運ぶこと。酸素は血液中の赤血球に含まれるヘモグロビンによって運ばれます。そのヘモグロビンをつくる大切な原料が鉄。不足するとヘモグロビンがつくられなくなり、酸素を運ぶ能力が低下し、全身の細胞に酸素が行き渡らなくなります。

♡ 脳内ホルモンや
コラーゲンの合成にも欠かせない

鉄は全身に酸素を運ぶだけでなく、エネルギーをつくる、脳内ホルモン（神経伝達物質）を合成する、コラーゲンを合成するなどにも欠かせません。なので、不足すると体の症状だけでなく、イライラしたり、集中力がなくなったり、皮膚にトラブルが起こったり、さまざまな影響が出てきます。

> **「貧血」と「かくれ貧血」**
> 「貧血（鉄欠乏性貧血）」は、体の中の鉄が枯渇し、血液中のヘモグロビンの濃度が低下した状態。「かくれ貧血（潜在性鉄欠乏症）」は、血液中のヘモグロビン濃度は正常値を保っているものの、体の中に貯蔵されている鉄（「貯蔵鉄」・17ページ）が減少しつつある状態。

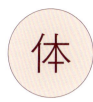

体調、代謝、免疫

鉄不足＝酸素不足により、さまざまな症状が起こります。
元気が出ない、疲れやすいといったときも
鉄不足を疑ってみましょう。

頭痛、肩こり、関節痛など

鉄不足で全身が酸素不足になるため、頭重感、頭痛、肩こりや腰痛、関節痛など、あちこちに痛みが出る。

元気が出ない、疲れやすい

栄養素（たんぱく質、脂質、炭水化物）から、生命の維持活動に必要なエネルギーをつくり出す仕組みがTCA回路（クエン酸回路）。その回路も鉄がないと働かず、エネルギー不足に。元気が出ず、疲れやすくなったり、冷え性や低体温にも。

免疫力が落ちる

鉄は白血球の働きを活発にするので、鉄が十分にあれば感染症にも強くなるが、不足すると免疫力が低下する。

立ちくらみ・息切れが起こる

全身の細胞が酸欠状態なので、立ちくらみや、ちょっと動くと息切れ、動悸が起こる。「鉄欠乏性貧血」の代表的な症状。

骨や粘膜が弱くなる

丈夫な骨を維持するためにはカルシウムだけでなく、コラーゲンも重要。鉄が不足すると正常なコラーゲン線維が形成されず、骨が弱くなる。コラーゲン不足だと粘膜が弱くなるので、のどに違和感（飲み込みにくさなど）があったり、口角炎、口内炎ができやすくなったりもする。

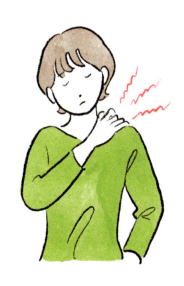

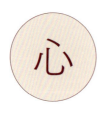

メンタル、睡眠

脳内ホルモン（神経伝達物質）の合成にも欠かせない鉄。不足して脳内ホルモンのバランスがくずれると、心の状態にも影響します。

イライラする

「幸せホルモン」とも呼ばれる脳内ホルモン・セロトニンの合成にも鉄は欠かせない。セロトニン不足だとイライラや不安感が高まる。

精神的に不安定になる

体内でつくられるアミノ酸の一種で、精神の安定にかかわるGABAにも鉄が関係。GABAが不足すると精神的に不安定に。不眠や抑うつ状態にも。

集中力が低下、やる気が起こらない

脳に酸素が行き渡らず、集中力が低下。また、元気ややる気のホルモンとも呼ばれるドーパミンの合成にも鉄は欠かせない。ドーパミン不足だと、集中力ややる気が低下。

よく眠れない、寝起きが悪い

セロトニンから合成されるメラトニンは、睡眠に必要な脳内ホルモン。セロトニンが不足するとメラトニンも不足し、不眠や寝起きの悪さなどを引き起こす。

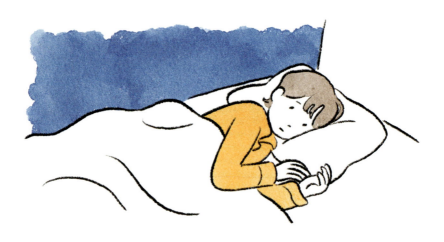

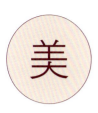

美

肌、爪、血流

たんぱく質、ビタミンCとともに、コラーゲンの合成に欠かせない鉄。不足すれば肌の不調や髪のトラブルにもつながり、美容面でも影響大！

乾燥、たるみなどの肌トラブル

コラーゲン線維は3本が寄り集まって強固で正常なコラーゲンになるが、鉄が不足するとそれが正常に形成されず、皮膚が弱くなる。肌の乾燥、シワ、たるみなどの原因に。

髪が弱くなり、抜け毛が増える

丈夫なコラーゲンが形成されないことや、血液によって運ばれる酸素や栄養が毛母細胞に行き渡らないことにより、髪にも影響が出やすい。

爪が変形、割れやすくなる

丈夫なコラーゲンが形成されず、さらに酸素不足で爪まで栄養が届かないと、爪の中央がへこんだり、弱くなって割れやすくなったりする。

あざができやすくなる

血管の壁にもコラーゲンは必要。鉄不足で血管が弱くなると、ちょっとぶつけただけであざができやすくなる。

顔色が悪くなる、クマが目立つ

血流が滞り、顔色が青白くなったり、目の下のクマが目立ったりする。皮膚が黄色っぽく、くすんで見えることも。

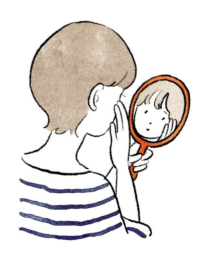

15

どうして「鉄」は不足するの？

1 1日に必要な鉄分量がとれていない

鉄不足を招かないために必要とされる食事から摂取する鉄の量（摂取推奨量※）は、月経のある成人女性で1日10.5mg、月経過多の女性の場合は16.0mg以上とされています。ところが**実際の摂取量は1日6.2mgと約3分の2しかとれて**いません。

☆月経のある10～14歳女性の摂取推奨量は12.0mg、50～64歳は11.0mg。
※厚生労働省「日本人の食事摂取基準（2020年版）」より

1日に必要な
目安は
10.5mg

2 鉄分の吸収率が意外と低い

鉄分の多い食材をたくさん食べているつもりでも、実際に**吸収されるのは十数％**。つまり10.5mgの鉄分をとっても、吸収されるのは1mg強なのです。ダイエットなどで食べる量そのものが減れば、鉄分も少なくなってしまいます。

3 女性は毎月、生理で30mgの鉄を消失

毎日、体から出ていく鉄の量（1mg）に加え、女性の場合は、**生理により毎月30mgの鉄が体から失われていきます**。意識して鉄分をとらないと、すぐに「鉄不足」に陥ってしまいます。

4 食材の鉄量が驚くほど減っている

鉄分豊富な野菜の代表、ほうれんそう。その**鉄分量は1951年の13.0mg（100g中）から、2020年は2.0mgと約6分の1に減少**。ビタミンCも150.0mgから35.0mgに。甘くて水分が多く、食べやすい野菜をつくるために土壌や品種改良をしたため、ビタミンやミネラル分が減少したといわれています。肉、卵などに含まれる鉄も減少。鉄分摂取量が減る大きな要因になりました。

気づかないうちに減っていく「鉄の貯金」

知っていますか？体の中の「鉄の貯金」

体の中にある鉄の約3分の2は血液中のヘモグロビンに含まれ、体中に酸素を運んでいます。そして約3分の1が脾臓、肝臓、骨髄に貯蔵されていて、「貯蔵鉄（フェリチン）」と呼ばれます。いわば「鉄の貯金」です。

血液中の鉄が不足すると貯金をとりくずす

血液中のヘモグロビンの鉄が減ると心身にさまざまな影響が出るため、血液中の鉄を保つために、貯蔵鉄をとりくずして使う仕組みになっています。ヘモグロビンの値は正常でも鉄の貯金が減っている「かくれ貧血」の状態です。

「かくれ貧血」から「貧血（鉄欠乏性貧血）」に

体から出ていく鉄が、食べ物で補給される鉄を上回る状態が続いて鉄不足が続くと、貯金はどんどん減っていき、やがては枯渇します。枯渇してしまったのが「貧血（鉄欠乏性貧血）」の状態で、治療が必要に。

「かくれ貧血」を調べるには？

通常、貧血の診断はヘモグロビンの濃度（女性の正常値は12g/dℓ以上）を基準にするが、これだけでは「かくれ貧血」はわからない。貯蔵鉄が不足していないかを知るのに役立つのが「血清フェリチン」の値。フェリチン値が30ng/mℓ以下は重度の「かくれ貧血」。この値を調べるためには、一般的な健康診断の血液検査に項目を追加してもらうか、内科や婦人科で検査を。

☆1ng（ナノグラム）は0.000000001g

1日10.5mgを目標に!
鉄分の補給は食べ物から

🍴 まずは食材の鉄分を意識しよう

不足する鉄分は食べ物からとり入れましょう。大人の女性が1日に必要な鉄分量は10.5mg。鉄分の多い食材（24〜29ページ）を意識してとるようにすれば、目標に近づけます。特に鉄分の消失が大きい生理前・生理中は、レバーなど鉄分をしっかりとれる食材を。体が軽くなります。

🍴 たんぱく質、野菜をしっかりとる

肉や魚、大豆製品など、たんぱく質食材には鉄分も多く含まれているので、欠かさず食卓に! 鉄分やビタミンCの多い野菜も組み合わせて、バランスよく食べるのがポイント。32ページから、たんぱく質食材、ビタミン豊富な野菜もしっかりとれるレシピを紹介しています。

🍴 時間がないときでも「鉄ラクごはん」

時間がないとき、パパッと作りたいときは、おにぎりやパスタ一皿でもOK。身近な鉄食材をプラスするだけで、ラクに鉄分をとれるごはんに。**少しずつでも鉄をとり入れることが大事**です。食べる量が減ると鉄分も減ってしまいます。簡単でいいので、できるだけ1日3食とりましょう。

Check! 外食、お総菜でもレバーを

外食でも、焼き肉や焼き鳥のレバーなどは手軽に鉄分補給ができるのでおすすめ。焼き鳥1本（約30g）で1日の約3分の1の鉄分をとれる。

こんなメニューでラクにおいしく

特別な食材、調理法は必要なし！

1日の鉄分を1食でとれるレシピ、少しずつでもとれるレシピ…。
鉄分を無理せずラクにとり入れられる献立のヒントをご紹介します。

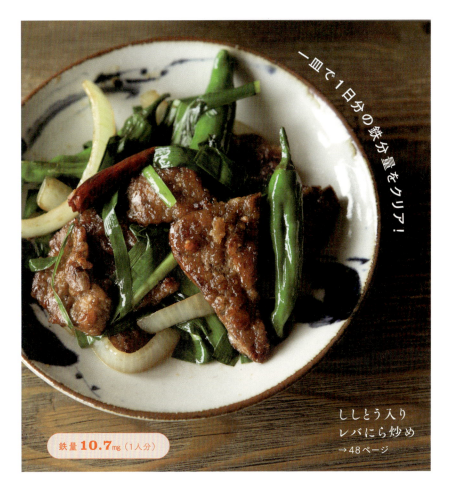

一皿で1日分の鉄分量をクリア！

ししとう入り
レバにら炒め
→48ページ

鉄量 **10.7**mg（1人分）

Case 1

レバーを使えば「超鉄分」レシピに

鉄分豊富な豚や鶏のレバーを使った料理なら、一皿で1日分の鉄分量をクリアできます。生理前や生理中、激しい運動のあとなど、特に鉄分補給が必要なときにおすすめ。

Case 2 作りおきを使って、ささっと２品

ごはんとみそ汁のシンプルな組み合わせも、鉄食材のふりかけを使ったおにぎり、鉄分豊富な具材のみそ汁なら、鉄補給がラクラクできます。

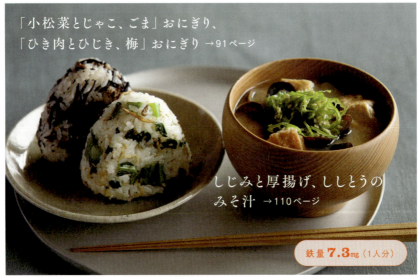

「小松菜とじゃこ、ごま」おにぎり、
「ひき肉とひじき、梅」おにぎり →91ページ

しじみと厚揚げ、ししとうの
みそ汁 →110ページ

鉄量 **7.3**mg（1人分）

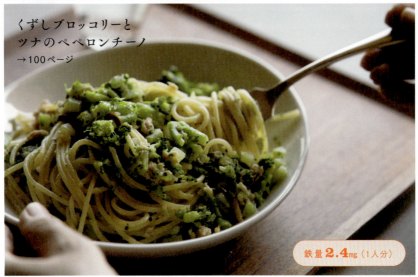

くずしブロッコリーと
ツナのペペロンチーノ
→100ページ

鉄量 **2.4**mg（1人分）

Case 3 缶詰を活用し、時間がなくても手軽に

買いおきができて鉄分豊富なツナ缶とブロッコリーの組み合わせ。スパゲッティとブロッコリーは一緒にゆでるので、調理も簡単。

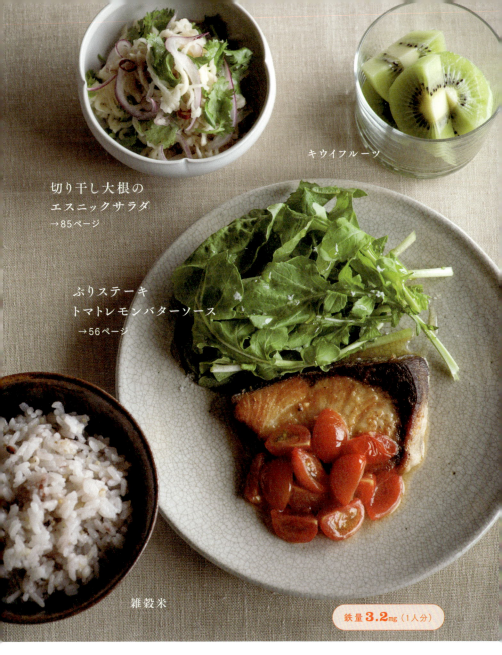

切り干し大根の
エスニックサラダ
→85ページ

キウイフルーツ

ぶりステーキ
トマトレモンバターソース
→56ページ

雑穀米

鉄量 **3.2**mg（1人分）

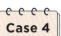

Case 4　鉄分おかずを組み合わせてバランスよく

余裕があるときは、メインおかず、サブおかずを組み合わせてバランスよく。ごはんは雑穀米や発芽玄米にすると、少しですが鉄分アップ。ビタミンCを含む果物を添えれば、鉄の吸収もよくなります。

食材の組み合わせが肝心
鉄分コスパを上げる食べ方

食べ物の鉄には**ヘム鉄**と**非ヘム鉄**がある

食べ物に含まれる鉄には「ヘム鉄」と「非ヘム鉄」の2種類があります。ヘム鉄は赤身の肉や魚、レバー、貝など動物性食品に含まれていて、体への吸収率は10～30%。非ヘム鉄は主に小松菜やほうれんそうなどの青菜、大豆などの植物性食品に含まれていて、吸収率は5%以下です。

ヘム鉄、非ヘム鉄の両方を**バランスよく**

効率がいいからと吸収率のいいヘム鉄食材ばかり食べていると、体に必要なほかの栄養素が不足することに。両方をバランスよく食べましょう。非ヘム鉄はビタミンCや動物性たんぱく質と一緒にとると吸収率が上がります。でき上がった料理にレモン汁をかけるだけでもOK。

すっぱいものと一緒に食べて
吸収力アップ

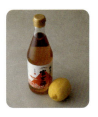

酢やレモンなどのすっぱいものを一緒に食べると胃酸の分泌が促され、鉄分の吸収もよくなります。ゆっくりかんで食べると、胃酸分泌、消化吸収の助けに。

Check! 食後のコーヒー、紅茶も鉄分吸収低下の原因に

お茶やコーヒー、紅茶に含まれるタンニンは鉄分の吸収を妨げるといわれている。食事中や食後すぐに飲むのではなく、食後しばらくしてから飲むのがおすすめ。

鉄分を効率よく体にとり入れるには
ちょっとしたコツがあります。
肉、魚、貝に野菜、ビタミンC食材を
上手に組み合わせて。

まぐろのバジルフライ
高菜タルタル添え
→66ページ

◎動物性食品に含まれる

ヘム鉄

赤身の肉、魚、貝などの動物性食
品に含まれる。体に吸収されるのは
食材の鉄量の10〜30%。
☆「まぐろのバジルフライ」のまぐろの
赤身にはヘム鉄が。

◎植物性食品に多い

非ヘム鉄

青菜、大豆などの植物性食品、卵
などに含まれる。食材の鉄分量か
ら体に吸収されるのは5%以下。
☆「高菜タルタル」の卵、高菜漬けに
は非ヘム鉄が。サラダ菜にも。

◎吸収率を上げる

ビタミンC

ビタミンCを含む野菜や果物を一緒
にとると、非ヘム鉄と結びついて鉄
の吸収率を上げる。
☆ビタミンCを含む「レモン汁」をか
けるだけでもOK。

覚えておきたい「鉄食材」

◎ ヘム鉄食材

肉や魚、貝など、ヘム鉄を豊富に含む食材。
良質な動物性たんぱく質もしっかりとれます。

☆鉄量は各食材100g当たりの量(「日本食品標準成分表(八訂)増補2023年」より)

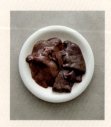

【レバー】

豚／鉄量 **13.0**mg

鶏／鉄量 **9.0**mg

ビタミンA、ビタミンB12、葉酸も豊富。過剰摂取を防ぐため週に一度程度がおすすめ。

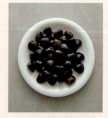

【しじみ】

鉄量 **8.3**mg

ヘム鉄と非ヘム鉄の両方が含まれている。ビタミンB12、亜鉛も豊富。10個で約30g。

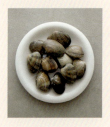

【あさり】

鉄量 **2.2**mg

ヘム鉄と非ヘム鉄の両方が含まれている。水煮缶の鉄分は30.0mgと多い。

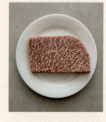

【牛赤身肉】

鉄量 **2.7**mg

和牛のもも赤身肉は2.8mg、ランプ赤身肉は2.9mg、ヒレ肉は2.5mg。輸入牛もほぼ同じ。

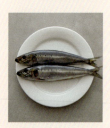

【まいわし】

鉄量 **2.1**mg

丸干しは4.4mg、みりん干しは4.3mg。煮干し(かたくちいわし)は18.0mg。

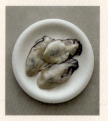

【カキ】

鉄量 **2.1**mg

ビタミンB12、B1、B2、葉酸、亜鉛が豊富。くん製油漬け缶詰は4.5mg。

毎日の食事で欠かさず鉄分をとるためには、何を食べたらいいのでしょうか。
ヘム鉄、非ヘム鉄を多く含む食材を知っていると献立を考えるのに役立ちます。
鉄分を多く含んで扱いやすい食材をリストアップしました。

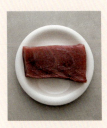

【まぐろ】

鉄量 2.0mg

黒まぐろの赤身は1.1mg、とろは1.6mg。ツナ缶（びんなが油漬け）は1.8mg。

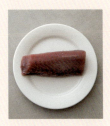

【かつお】

鉄量 1.9mg

初がつおも戻りがつおも鉄分は変わらない。なまり節は5.0mg。

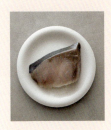

【ぶり】

鉄量 1.3mg

焼いても煮ても、刺し身でも。ビタミンB12をはじめビタミンB群、ビタミンDも豊富。

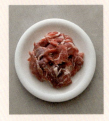

【ラムもも肉】

鉄量 2.0mg

ラムは1歳未満の子羊、マトンは生後2〜7年の羊。マトンロース肉は2.7mg。

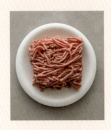

【合いびき肉】

鉄量 1.7mg

豚と牛が同量の合いびき肉。牛100％ひき肉は2.4mg、豚100％は1.0mg、鶏は0.8mg。

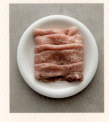

【豚もも肉】

鉄量 0.9mg

豚肩肉は1.1mg、ヒレ肉は0.9mg、ロース赤身肉は0.7mg。ビタミンB群も多い。

Check!

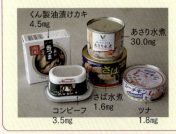

くん製油漬けカキ 4.5mg
あさり水煮 30.0mg
コンビーフ 3.5mg
さば水煮 1.6mg
ツナ 1.8mg

簡単便利、鉄分が多い缶詰も活用！

忙しいとき、買い物に行けないときでも鉄分が補給できて便利なのが缶詰。あさり水煮缶の鉄分は100g中30.0mgと生より格段に多い。いろいろアレンジもできるさば水煮缶、ツナ缶、コンビーフ缶なども常備しておきたい。災害時の栄養補給にも役立つ。

◎非ヘム鉄食材

野菜や大豆、大豆製品、卵など非ヘム鉄を豊富に含む食材。
非ヘム鉄の吸収率を上げるビタミンC食材と一緒にとりたい!

☆鉄量は各食材100g当たりの量「日本食品標準成分表(八訂)増補2023年」より

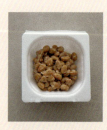

【納豆】

鉄量 3.3mg

青のりや削り節を加えて鉄分を、ビタミンCを含む細ねぎを加えて吸収率をアップ。

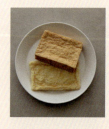

【厚揚げ、油揚げ】

厚揚げ/鉄量 2.6mg
油揚げ/鉄量 3.2mg

大豆製品は鉄分が多い。がんもどきは3.6mg。たんぱく質も豊富なのでメインおかずにも。

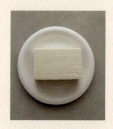

【木綿豆腐】

鉄量 1.5mg

絹ごし豆腐は1.2mg、焼き豆腐は1.6mg。高野豆腐(乾燥)は7.5mg。生湯葉は3.6mg。

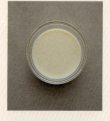

【豆乳(無調整)】

鉄量 1.2mg

そのまま飲んだり、牛乳のかわりにスープや鍋、めん類のつゆなどにも。砂糖などが入っていない無調整タイプを。

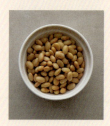

【蒸し大豆】

鉄量 2.8mg

煮物やカレーの具、サラダのトッピングなどに使いやすい。たんぱく質もとれる。

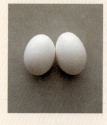

【卵】

鉄量 1.5mg

卵1個分(60g)の鉄分は0.9mg。黄身のみに含まれる。うずらの卵は3.1mg。

覚えておきたい「**鉄食材**」

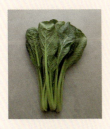

【小松菜】
鉄量 **2.8**mg
ほうれんそうより鉄分が多い。カルシウム、ビタミンC、β-カロテン、葉酸も豊富。

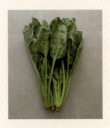

【ほうれんそう】
鉄量 **2.0**mg
葉酸やビタミンCのほか、β-カロテン、カルシウムも豊富に含まれる。

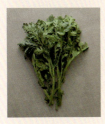

【春菊】
鉄量 **1.7**mg
ほかの葉野菜では、水菜は2.1mg、サラダ菜は2.4mg、ルッコラは1.6mg。レタスは0.3mgと少ない。

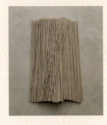

【そば（十割）】
鉄量 **2.8**mg
そば粉100％の十割そば。ビタミンC食材や動物性たんぱく質を組み合わせて。

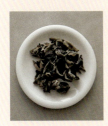

【乾燥きくらげ】
鉄量 **35.0**mg
水でもどすだけで使える保存食。カルシウム、ビタミンD、カリウムも豊富。

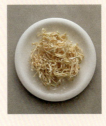

【切り干し大根】
鉄量 **3.1**mg
水でもどすだけで食べられる便利な保存食。カリウム、カルシウムも豊富。

Check! ビタミンCが豊富な野菜は？

パプリカ、ブロッコリー、芽キャベツ、パセリ、カリフラワー、せり、ゴーヤー、ピーマン、ルッコラ、ししとうがらし、キャベツ、れんこん、じゃがいもなど。果物ではキウイフルーツ、いちご、柑橘類など。

ちょこっと足すだけ鉄ラク食材

☆鉄量は各食材100g当たりの量(「日本食品標準成分表(八訂)増補2023年」より)

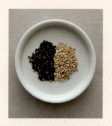

【いりごま】
鉄量 9.9mg
大さじ1(6g)で0.6mgの鉄分をとれる。ねりごまは5.8mg。

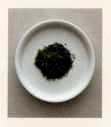

【青のり】
鉄量 77.0mg
小さじ1(約2g)で1.5mgの鉄分をとれる。焼きのりは11.0mg。

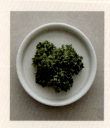

【パセリ】
鉄量 7.5mg
ビタミンCも豊富。β-カロテン、ビタミンK、亜鉛なども含む。うまく活用したい。

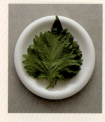

【青じそ】
鉄量 1.7mg
鉄分はパセリより少ないが、料理に使いやすい食材。バジルは1.5mg。

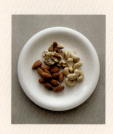

【アーモンド】
鉄量 3.7mg
ナッツ類は鉄分が豊富なので、おやつやサラダに。カシューナッツは4.8mg、くるみは2.6mg。

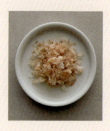

【削り節】
鉄量 9.0mg
ヘム鉄。かつおの栄養分が凝縮しているので、生のかつおより鉄分が多い。

ごまや青のりなど鉄分は豊富だけれど、一度にたくさん食べられない食材は上手に食事にプラスしましょう。料理のアクセントにもなり、ほかの栄養素もとれて一石二鳥。少しずつですが、毎日コツコツ鉄分をチャージできます。

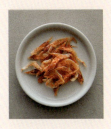

【 干し桜えび 】

鉄量 **3.2**mg

炒め物やスープに加えるなど。水でもどす手間があるが、干しえびは15.0mgと多い。

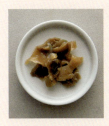

【 ザーサイ 】

鉄量 **2.9**mg

漬け物は塩分が多いので食べすぎには注意。料理の味つけに使うのがおすすめ。

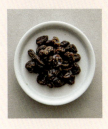

【 干しぶどう 】

鉄量 **2.3**mg

サラダやシリアルに混ぜるなど。おやつにも。プルーン（乾燥）は1.1mg。

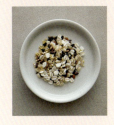

【 雑穀（五穀米）】

鉄量 **2.0**mg

白米に混ぜて炊けば、量は少なくても手軽にプラスできる。白米は0.8mg。

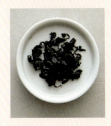

【 わかめ（乾燥）】

鉄量 **5.8**mg

海藻類は鉄分が豊富。ひじき（乾燥）は6.2mg、あおさ（干し）は5.3mg、まこんぶは3.2mg。

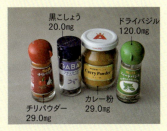

Check!

黒こしょう 20.0mg
ドライバジル 120.0mg
チリパウダー 29.0mg
カレー粉 29.0mg

スパイス&ドライハーブ

スパイスやドライハーブは少量でも鉄量が多いものも。カレー粉は100g中29.0mg、大さじ1（約6g）で1.7mgの鉄をとれる。ドライバジルは小さじ1（1g）で1.2mgの鉄をとれる。

知っておきたい 日常生活にひそむ鉄不足の原因4

❶ 睡眠不足

鉄が体内に蓄えられるのは睡眠中。睡眠時間が短いと鉄を蓄える時間が短くなり、鉄不足に。そして鉄不足は不眠を引き起こすので、悪循環になる。

❷ ダイエット

食事の量を減らしたり回数を減らしたりすると、鉄分だけでなく、たんぱく質やビタミン、鉄以外のミネラルも不足する。肉、魚を食べないというような偏った食事も鉄不足に。

❸ ストレス

ストレスは自律神経の乱れを引き起こし、それが胃や腸の不調につながることも。それによって鉄分の吸収率が低下し、鉄不足の原因になる。

❹ 激しいスポーツ

激しいスポーツでは筋肉が酸素を大量に使う。その際、筋肉組織に酸素を運ぶ赤血球中のヘモグロビンや筋肉中のミオグロビンが多く必要＝原料の鉄が必要になる。また1ℓの汗をかくと0.5mgの鉄が失われる。

鉄欠乏症を招く病気にも注意！

病気が原因の鉄欠乏にも注意したい。子宮筋腫など婦人科系疾患による過多月経、炎症性腸疾患、胃潰瘍や胃がん、大腸がんなど消化器疾患による出血、痔、甲状腺疾患、小腸内細菌異常増殖症（SIBO）など。ヘリコバクター・ピロリの感染も鉄の吸収を妨げる。

〔レシピ編〕

毎日ラクにとり入れられる「鉄分」補給レシピ

不足している鉄分を効率的にとり入れるためには
食生活が大事です。身近な食材で簡単に作れて
とびきりおいしい「鉄分」補給レシピが満載！
たんぱく質、ビタミン、ミネラルもバランスよくとれます。

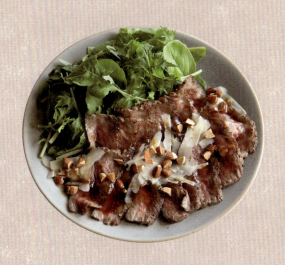

鉄分たっぷり！
メインおかず

牛肉、レバー、カキ、まぐろ、豆腐など、鉄をたっぷり含む食材を
メインに使ったボリュームおかずです。体に必要なビタミン、
ミネラルを多く含む野菜も組み合わせて、栄養バランスも◎。

牛肉、チンゲンサイ、
わかめのオニオンじょうゆあえ

使いやすい牛こまぎれ肉をさっとゆで、非ヘム鉄を含む
チンゲンサイ、わかめを合わせて。たんぱく質もたっぷり。

[材料] 2人分

牛こまぎれ肉 (赤身) … 200g

チンゲンサイ … 2株 (250g)

カットわかめ (乾燥) … 2g

塩 … 少々

A 玉ねぎのすりおろし … 大さじ1
　 オリーブ油 … 大さじ2
　 しょうゆ … 大さじ1と1/2

[作り方]

1　チンゲンサイは長さを3等分に切り、軸は縦に1cm幅に切る。わかめはたっぷりの水に5分ほどつけてもどし、水けをしぼる。

2　大きめのボウルにAを混ぜ合わせる。

3　鍋にたっぷりの湯を沸かして塩を入れ、チンゲンサイの軸、葉を順に加えて強火でさっとゆでる。網じゃくしですくってざるに上げ、水けをきり、あら熱をとって水けをしぼる。続いて牛肉を入れ、肉の色が変わるまで弱火でゆでてざるに上げ、あら熱をとる。

4　2に3、わかめを加えてあえる。

牛肉

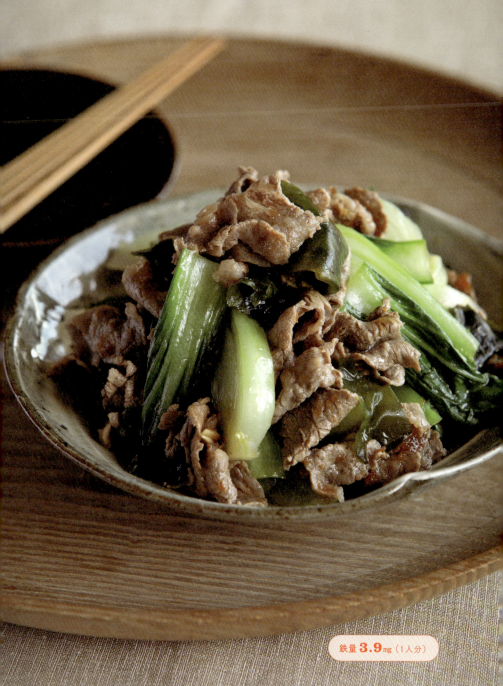

鉄量 **3.9** mg（1人分）

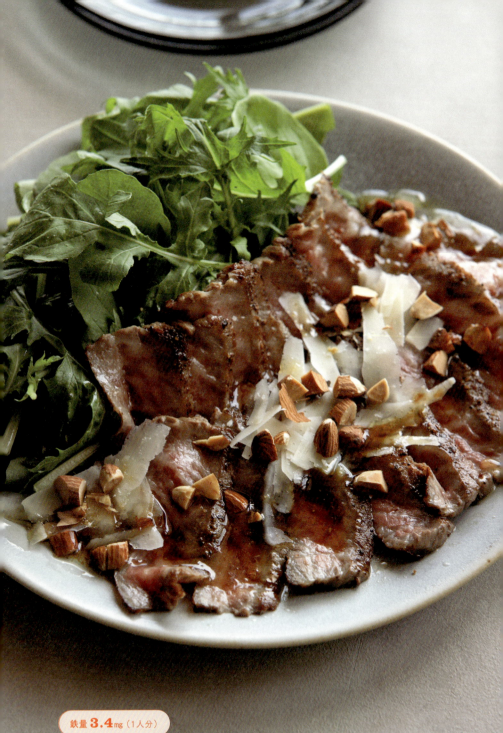

鉄量 **3.4**mg（1人分）

牛もも肉のタリアータ

牛赤身肉に、ルッコラとアーモンドでさらに鉄分をプラス。
バルサミコ酢を使ったソースで鉄分の吸収率も上がります。

[材料] 2人分

牛ももステーキ用肉（赤身）
　… 1枚（200g・2cm厚さのもの）
ルッコラ … 大1/2袋（30g）
ベビーリーフ … 15g
アーモンド（素焼き） … 15g
塩、あらびき黒こしょう … 各少々
オリーブ油 … 小さじ1
A｜バルサミコ酢 … 大さじ1/2
　｜オリーブ油 … 大さじ1と1/2
　｜しょうゆ … 小さじ1
　｜はちみつ … 小さじ1
　｜塩 … ひとつまみ
　｜こしょう … 少々
パルミジャーノ・レッジャーノ
　… 適量

[作り方]

1　牛肉は室温に30分おき、両面に塩、あらびき黒こしょうを振る。

2　フライパンにオリーブ油を中火で熱し、牛肉を入れて2分ほど焼く。上下を返して2分ほど焼いてとり出し、アルミホイルで包んで5分ほどおく。

3　ルッコラは長ければ半分に切り、ベビーリーフと混ぜる。パルミジャーノ・レッジャーノはスライサーで薄く削り、アーモンドはあらく刻む。Aは混ぜ合わせる。

4　器にルッコラとベビーリーフ、牛肉をそぎ切りにして盛る。牛肉にパルミジャーノ・レッジャーノとアーモンドを散らし、Aをかける。

☆肉の厚みによって焼き時間は調整してください。

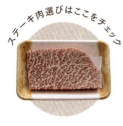

ステーキ肉選びはここをチェック

おすすめは赤身でやわらかいランプ肉。火の通りやすさを考えると、厚すぎない2cmほどのものを。

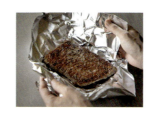

アルミホイルで包んで肉汁をとじ込めて

上下を焼いたら熱が逃げないよう、すぐにアルミホイルで包み、5分ほどおく。ほどよく火が入り、肉汁が流れ出るのも防げる。

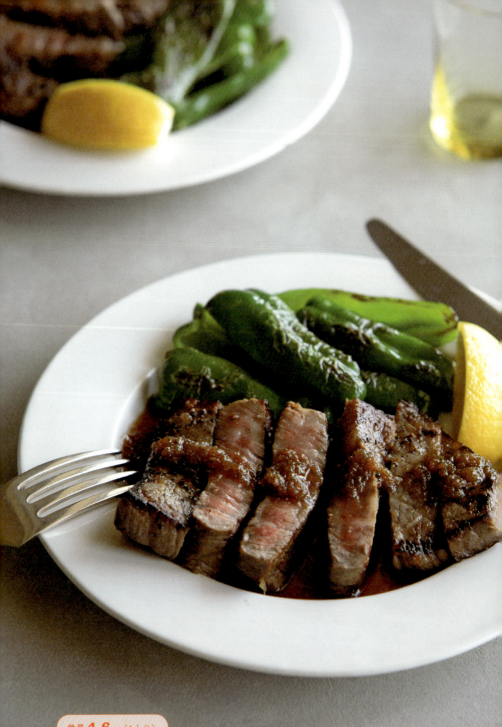

鉄量 **4.6**mg（1人分）

牛もも肉のオニオンステーキ

ステーキ肉は焼く前に室温にもどすのが、上手に焼くコツ。
ビタミンC野菜のピーマンをたっぷり添えて。

[材料] 2人分

牛ももステーキ用肉（ランプ・赤身）
　… 2枚（300g・2cm厚さのもの）
ピーマン … 5個
玉ねぎのすりおろし
　… 1/4個分（50g）
塩、あらびき黒こしょう … 各少々
サラダ油 … 大さじ1/2
A ｜ しょうゆ … 大さじ1と1/2
　｜ みりん … 大さじ1と1/2
レモン（くし形切り）… 適量

[作り方]

1　牛肉は玉ねぎをからめてラップをかけ、室温に30分おく。ピーマンは縦に4等分に切る。

2　牛肉にからめた玉ねぎをゴムべらなどでこそげとり、Aと混ぜ合わせる。牛肉の両面に塩、こしょうを振る。

3　フライパンにサラダ油を中火で熱し、ピーマンをこんがりと焼いてとり出す。続いて牛肉を並べ入れ、1分30秒ほど焼き、上下を返して1分30秒ほど焼く。玉ねぎとAを混ぜたものを加え、さっとからめる。

4　牛肉を食べやすく切って器に盛り、フライパンに残ったたれをかけ、ピーマン、レモンを添える。

☆肉の厚みによって焼き時間は調整してください。

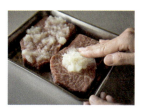

玉ねぎの酵素の働きで肉をやわらかく

玉ねぎの酵素には肉をやわらかくする働きがあるので、焼くとかたくなりがちな赤身肉におすすめの調理法。

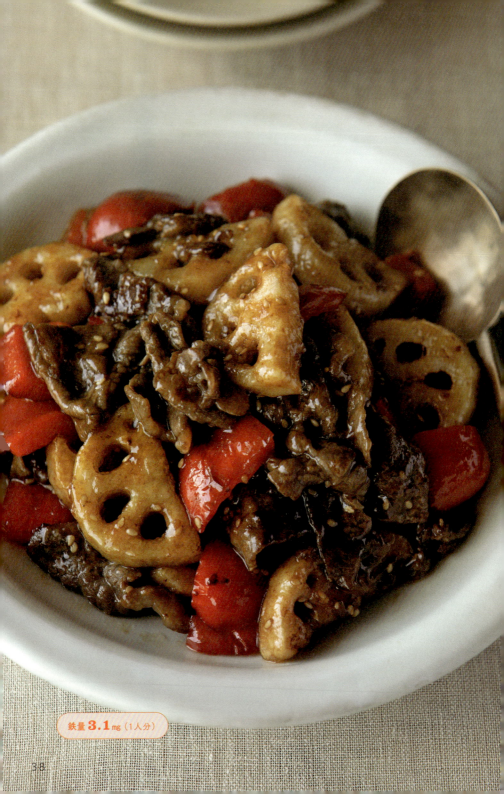

鉄量 **3.1** mg（1人分）

牛肉

牛肉、れんこん、パプリカの オイスター甘酢炒め

パプリカの彩り、甘酢のいい香りが食欲をそそります。
れんこんのビタミンＣは加熱しても失われにくいのが特徴。

[材 料] 2人分

牛こまぎれ肉（赤身）… 150g

れんこん … 200g

パプリカ（赤）… 1個（正味140g）

A　酒 … 大さじ1

　　しょうゆ … 小さじ1

　　かたくり粉 … 小さじ1

かたくり粉 … 適量

サラダ油 … 大さじ3

B　オイスターソース

　　　… 大さじ1と1/2

　　砂糖 … 大さじ1と1/2

　　酢 … 大さじ1/2

　　しょうゆ … 小さじ1

　　いり白ごま … 小さじ2

[作 り 方]

1 牛肉は**A**をもみ込む。れんこんは1cm厚さの半月切りにして水にさっとさらし、水けをきってかたくり粉をまぶす。パプリカは小さめの一口大に切る。**B**は混ぜ合わせる。

2 フライパンにサラダ油を強めの中火で熱し、パプリカを入れてさっと揚げ焼きにし、とり出して油をきる。続いてれんこんを入れ、上下を返しながら4分ほど揚げ焼きにし、とり出して油をきる。フライパンの油を大さじ1/2ほど残してふきとり、牛肉を加え、肉の色が変わるまで炒める。

3 パプリカ、れんこんを戻し入れ、**B**を加えてさっと炒め合わせる。

鉄分POINT

**胃酸の分泌を促して
鉄の吸収率を上げる「酢」**

酢やレモンなどの適度な酸味は胃液の分泌を促進し、鉄の吸収をよくする効果が。おかずに酢の物を添えても。

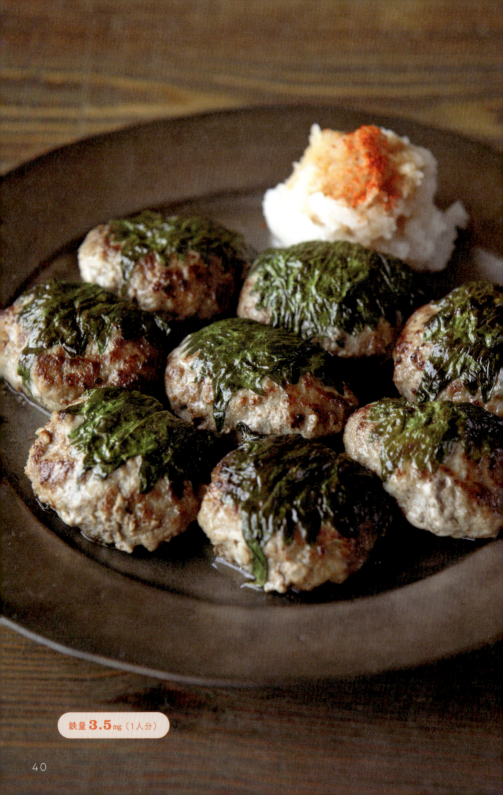

牛肉

青じそおろしミニハンバーグ

たっぷりの大根おろしとポン酢しょうゆでさっぱりと。
青じそで風味がアップし、鉄分量も上がります。

[材料] 2人分

合いびき肉 … 250g

玉ねぎのみじん切り

　　… 1/2個分（100g）

青じそ … 8枚

A ｜ 生パン粉 … 1/2カップ（20g）

　　 牛乳 … 大さじ1

　　 とき卵 … 1個分（正味50g）

　　 塩 … 小さじ1/3

　　 こしょう … 少々

サラダ油 … 小さじ1

大根おろし … 150g

一味とうがらし … 少々

ポン酢しょうゆ … 適量

[作り方]

1 直径17cmほどの耐熱皿に玉ねぎ
を広げ入れ、ふんわりとラップをか
ける。電子レンジで2分30秒ほど
加熱し、冷ます。

2 大根おろしはざるに上げて水けをき
る。

3 ボウルにひき肉、玉ねぎ、Aを入れ、
粘りが出るまでねり混ぜ、8等分し
て軽くまとめる。手のひらに打ちつ
けるようにして空気を抜き、1cm厚
さほどの小判形にととのえ、青じそ
でひとつずつはさむ。

4 フライパンにサラダ油を中火で熱
し、3を並べ入れる。2分ほど焼い
てこんがりと焼き色がついたら上下
を返し、ふたをして弱火で5分ほど
蒸し焼きにする。

5 器に盛り、大根おろしを添えてポン
酢しょうゆをかけ、一味とうがらし
を振る。

41

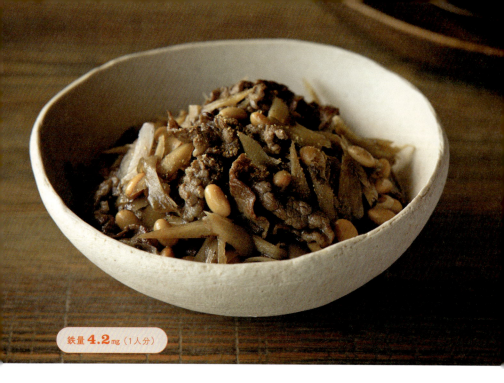

鉄量 **4.2**mg（1人分）

牛肉、大豆、ごぼうの山椒じょうゆ煮

牛肉と、非ヘム鉄を多く含む大豆の組み合わせ。
山椒の香りが食欲をそそる、ごはんにぴったりのおかず。お弁当にも。

[材料] 2人分

牛こまぎれ肉（赤身）… 150g
ごぼう … 1本（180g）
蒸し大豆 … 100g
サラダ油 … 大さじ1/2
A ┃ しょうゆ … 大さじ2と1/2
　┃ みりん … 大さじ1
　┃ 砂糖 … 大さじ1
　┃ 水 … 250ml
粉山椒 … 少々

[作り方]

1　ごぼうはささがきにして水にさっとさらし、水けをしっかりきる。

2　フライパンにサラダ油を中火で熱し、ごぼうを入れてしんなりするまで3〜4分炒め、牛肉を加えて肉の色が変わるまで炒める。

3　Aを加えて混ぜ、蒸し大豆を加えてさっと混ぜる。煮立ったらふたをし、弱めの中火で10分ほど煮る。器に盛り、粉山椒を振る。

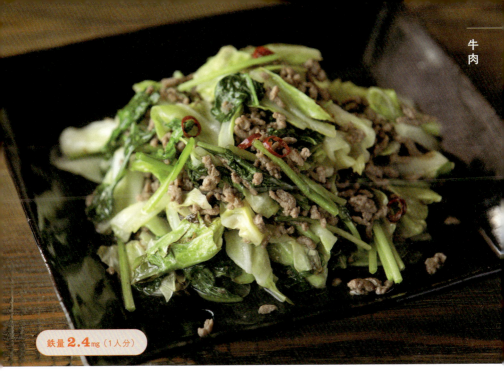

鉄量 **2.4**mg (1人分)

牛肉

ひき肉とキャベツ、ルッコラのレモンナンプラー炒め

レモン風味がさわやかなエスニック風炒め物。
ひき肉は鉄分量がより豊富な牛ひき肉に置きかえて作っても。

[材料] 2人分

合いびき肉 … 150g
キャベツ … 5〜6枚(250g)
ルッコラ … 大1パック(60g)
サラダ油 … 大さじ1/2
塩 … ひとつまみ
A ｜ 赤とうがらし(小口切り) … 1/2本分
　｜ 酒 … 大さじ1
　｜ ナンプラー … 大さじ1
　｜ 砂糖 … 大さじ1/2
　｜ レモン汁 … 大さじ1

[作り方]

1　キャベツは一口大に、ルッコラはざく切りにする。Aは混ぜ合わせる。

2　フライパンにサラダ油を中火で熱し、キャベツを入れて2分ほど炒め、ふたをして1分ほど蒸し焼きにしてとり出す。

3　2のフライパンにひき肉を入れて塩を振り、ほぐしながら炒める。肉の色が変わったらAを加えてさっと炒め、キャベツを戻し入れ、ルッコラを加えてさっと炒め合わせる。

43

豚肉

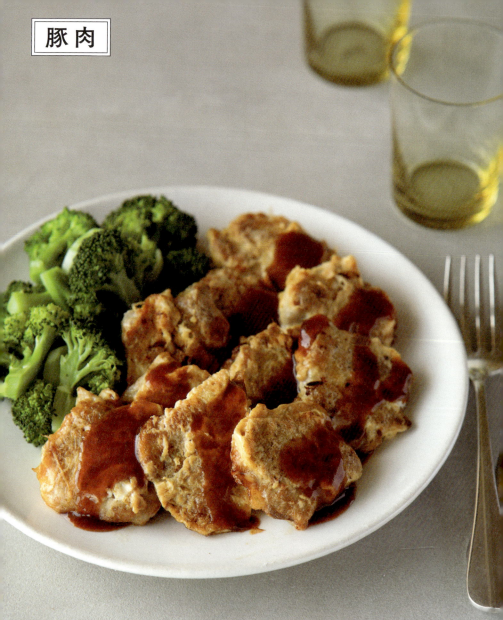

鉄量 **2.7** mg（1人分）

豚肉のピカタ ブラウンソース

ふんわりピカタを赤ワインとバターの香るソースで。
ブロッコリーは電子レンジ加熱でビタミンCをキープ。

[材料] 2人分

豚もも薄切り肉 … 10枚（200g）

ブロッコリー … 1/2個（150g）

卵 … 2個

塩 … ひとつまみ＋少々

こしょう … 少々

小麦粉 … 適量

サラダ油 … 大さじ1/2

A｜ トマトケチャップ
　　 … 大さじ1と1/2
　　中濃ソース … 大さじ1と1/2
　　赤ワイン … 大さじ1と1/2
　　バター … 10g

[作り方]

1　ブロッコリーは小房に分け、軸は皮を厚めにむいて5mm厚さの輪切りにする。耐熱皿に広げ入れ、塩ひとつまみ、水大さじ4を振ってふんわりとラップをかける。電子レンジで3分30秒ほど加熱し、水けをきる。

2　豚肉は4等分に折りたたみ、塩少々、こしょうを振り、小麦粉を薄くまぶす。卵は割りほぐす。

3　フライパンにサラダ油を中火で熱し、豚肉をとき卵にくぐらせて並べ入れる。2分ほど焼いて上下を返し、1分ほど焼く。もう一度とき卵にくぐらせて並べ入れ、両面をさっと焼く。卵液がなくなるまで同様に焼いて器に盛り、ブロッコリーを添える。

4　3のフライパンをきれいにしてAを入れ、中火にかける。バターをとかしながら混ぜ、煮立ったら3にかける。

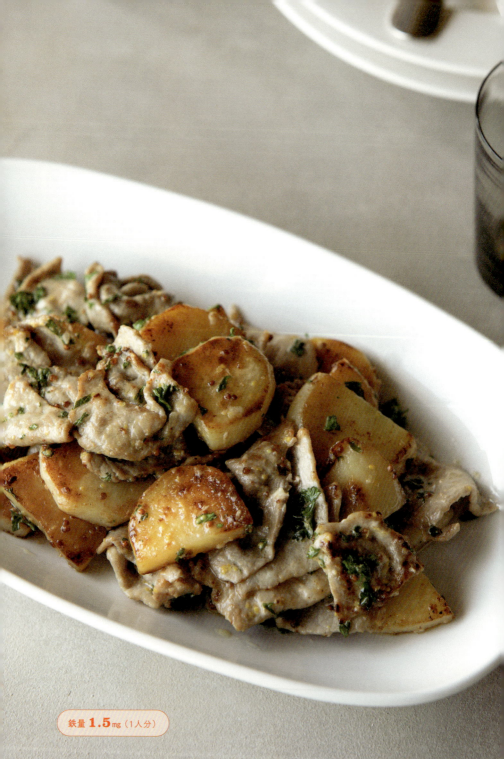

鉄量 **1.5**mg（1人分）

豚肉

豚ももとじゃがいもの
パセリマスタード炒め

豚肉の中でも鉄が多い、もも肉。代謝にかかわるビタミンB群も豊富。
非ヘム鉄＆ビタミンC食材のパセリを加えて。

[材料] 2人分

豚もも薄切り肉 … 150g

じゃがいも … 2個 (300g)

パセリのあらいみじん切り

　　… 大さじ2

塩 … 小さじ1/4

こしょう … 少々

小麦粉 … 小さじ1

オリーブ油 … 小さじ2

A マヨネーズ … 大さじ2

　粒マスタード … 大さじ1/2

　塩 … 小さじ1/4

　にんにくのすりおろし … 少々

[作り方]

1　豚肉は5cm幅に切って塩、こしょう、小麦粉を振り、菜箸でざっくりと混ぜてまぶす。じゃがいもは1cm厚さの半月切りにして水にさっとさらし、水けをきる。Aは混ぜ合わせる。

2　フライパンにオリーブ油小さじ1を中火で熱し、じゃがいもを重ならないように並べ入れる。3分ほど焼いてこんがりしたら上下を返し、ふたをして弱火で4分ほど蒸し焼きにする。

3　じゃがいもをフライパンの端に寄せ、あいたところにオリーブ油小さじ1を足して中火で熱し、豚肉を入れて炒める。肉の色が変わったらAを加えて炒め、全体になじんだらパセリを加えてさっと炒め合わせる。

47

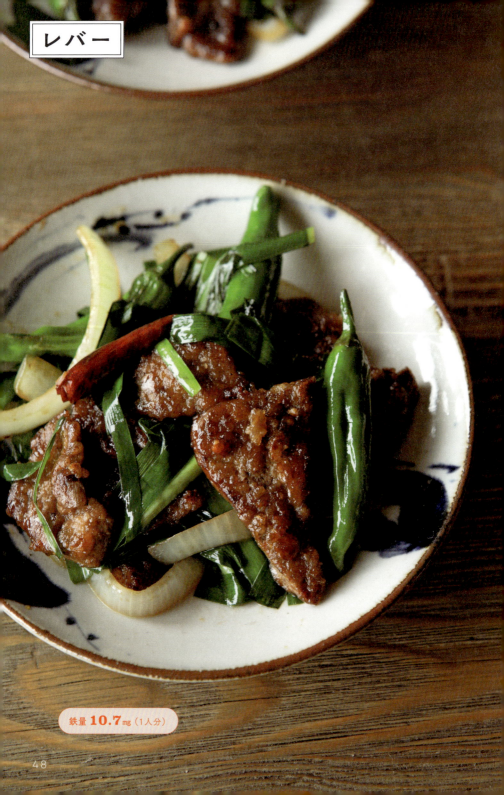

レバー

鉄量 **10.7** mg（1人分）

ししとう入りレバにら炒め

豚のレバーは鉄分の王様！ にらでさらに鉄分をプラス。
ししとうが入ってビタミンチャージも！

[材 料] 2人分

豚レバー薄切り … 150g
にら … 1束（100g）
玉ねぎ … 1/2個（100g）
ししとうがらし … 6本
赤とうがらし（種を除く）… 1本
A ｜ 酒 … 大さじ1/2
　｜ しょうゆ … 大さじ1/2
　｜ 塩 … ひとつまみ
　｜ にんにくのすりおろし
　｜　 … 1/3かけ分
かたくり粉 … 適量
サラダ油 … 大さじ1
B ｜ オイスターソース … 大さじ1
　｜ しょうゆ … 小さじ1
　｜ 酒 … 小さじ1

[作り方]

1　レバーは氷水に5分ほどつけ、キッチンペーパーで水けをふき、Aをからめて5分ほどおく。にらは5cm長さ、玉ねぎは横に1cm厚さに切る。ししとうは包丁の刃先で切り込みを1本入れる。Bは混ぜ合わせる。

2　レバーにかたくり粉をしっかりとまぶす。

3　フライパンにサラダ油大さじ1/2を中火で熱し、レバーを並べ入れて2分ほど焼き、上下を返して1分ほど焼く。

4　3のフライパンにサラダ油大さじ1/2を足し、玉ねぎ、ししとう、赤とうがらしを加えて2分ほど炒める。全体がしんなりしたら、にらを加えてさっと炒め、Bを加えて手早く炒め合わせる。

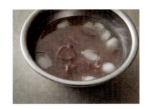

**レバーのくさみとりは
氷水につけるだけでOK**

気になるくさみは、たっぷりの氷水に5分ほどつければOK。水けをしっかりふきとって調理を。

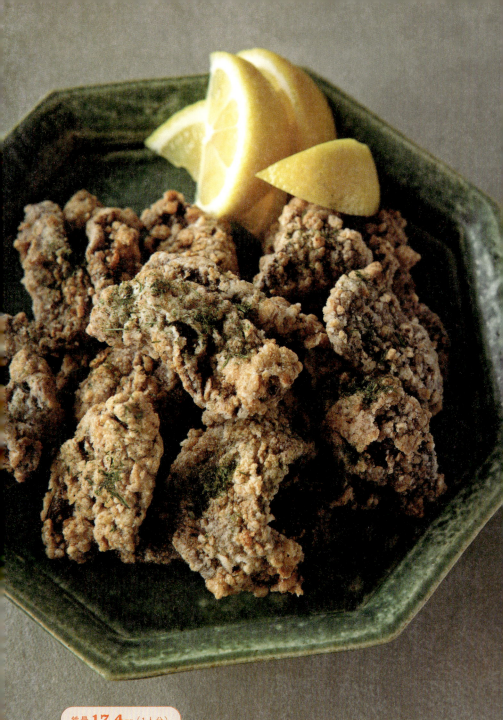

鉄量 **17.4**mg（1人分）

レバー

豚レバーの竜田揚げ
カレーウスター風味

ウスターソースとカレー粉の下味で、どこか懐かしい味に。
レバーが苦手な子どもも喜ぶおいしさ。おつまみにも。

[材料] 2人分

豚レバー薄切り … 250g

A｜ウスターソース … 大さじ3

　　カレー粉 … 小さじ1

　　にんにくのすりおろし
　　　　… 1/2かけ分

　　塩 … 小さじ1/4

かたくり粉 … 適量

揚げ油 … 適量

青のり … 適量

レモン（くし形切り） … 適量

[作り方]

1　レバーは氷水に5分ほどつけ、キッチンペーパーで水けをふき、**A**をからめて5分ほどおく。

2　レバーにかたくり粉をしっかりとまぶす。

3　フライパンに揚げ油を深さ2cmほど入れて170度に熱し、レバーを入れる。ときどき上下を返しながら4分ほど揚げ、強火にして1分ほど揚げて油をきる。器に盛り、青のりを振ってレモンを添える。

鉄分POINT

**下味は鉄分たっぷりの
カレー粉がアクセント**
鉄分豊富なカレー粉をレバーにたっぷりまぶして。ウスターソースとのコラボで香りもよく、適度なスパイシー味に。

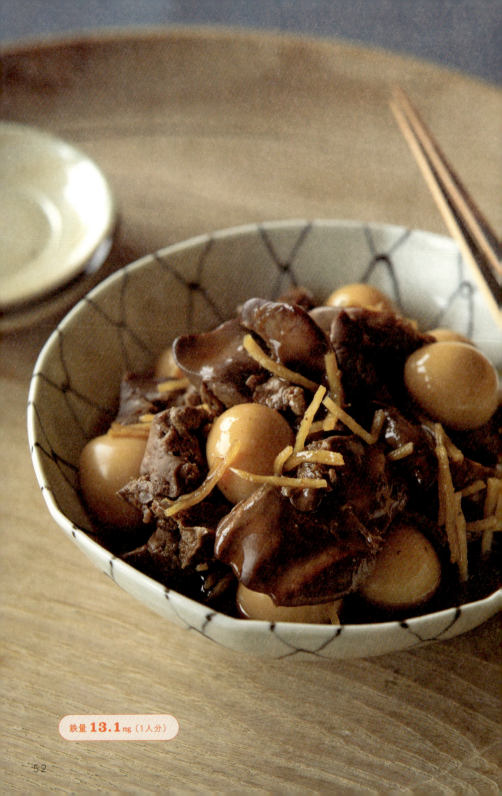

鉄量 **13.1** mg（1人分）

レバー

鶏レバーとうずら卵のしぐれ煮

あっさりとした味わいの鶏レバーは、しょうがをきかせた
しぐれ煮に。うずらの卵で非ヘム鉄もとれます。

[材料] 2人分

鶏レバー … 250g
うずらの卵（水煮）… 10個
しょうがのせん切り … 2かけ分
A　しょうゆ … 大さじ2と1/2
　　みりん … 大さじ2と1/2
　　酒 … 大さじ1
　　砂糖 … 大さじ1
　　水 … 100㎖

[作り方]

1　レバーは洗って血のかたまりや筋を除き、氷水に5分ほどつける。キッチンペーパーで水けをふき、一口大に切る。鍋にたっぷりの湯を沸かしてレバーを入れ、弱火で3分ほどゆでて湯をきる。

2　直径18cmほどの鍋にAを入れて混ぜ、中火にかける。煮立ったらレバー、しょうが、うずらの卵を加え、再び煮立ったら、ときどき上下を返しながら弱めの中火で15分ほど煮る。

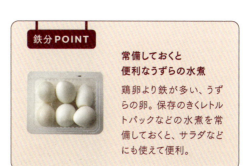

鉄分POINT

**常備しておくと
便利なうずらの水煮**

鶏卵より鉄が多い、うずらの卵。保存のきくレトルトパックなどの水煮を常備しておくと、サラダなどにも使えて便利。

ラム肉

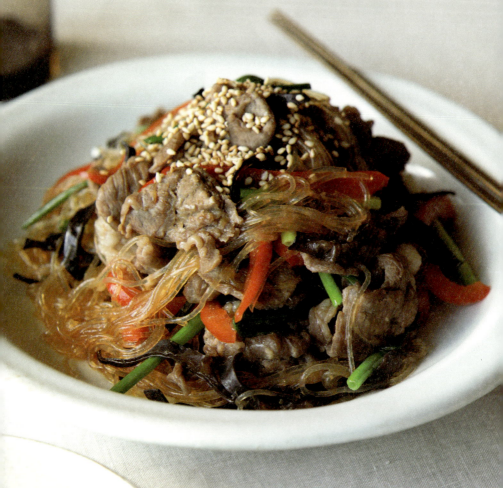

鉄量 **2.4**mg（1人分）

ラムとパプリカのチャプチェ

やわらかいラム肉を使ったチャプチェ。鉄食材のきくらげも
加えて。パプリカのビタミンCが鉄の吸収を助けます。

[材料] 2人分

ラムこまぎれ肉 … 150g

春雨 … 40g

パプリカ（赤）… 1/2個（正味70g）

きくらげ（乾燥）… 5g

細ねぎ … 5本

A　にんにくのすりおろし
　　　… 1/2かけ分
　　しょうゆ … 大さじ2
　　酒 … 大さじ2
　　砂糖 … 大さじ1
　　ごま油 … 少々

いり白ごま … 適量

[作り方]

1　きくらげはぬるま湯に1時間ほどつけてもどし、かたい部分を除いて細切りにする。

2　ボウルにAを入れて混ぜ、ラム肉を加えてもみ込み、5分ほどおく。春雨は長さを半分に切る。パプリカは縦に細切りに、細ねぎは5cm長さに切る。

3　フライパンに春雨、きくらげ、パプリカを順に広げ入れ、ラム肉をたれごと加えて広げる。鍋肌から水150mlを回し入れ、ふたをして中火にかけ、10分ほど蒸し煮にする。

4　ふたをとり、水分がなくなるまで炒め、細ねぎを加えてさっと炒め合わせる。器に盛り、ごまを振る。

魚介

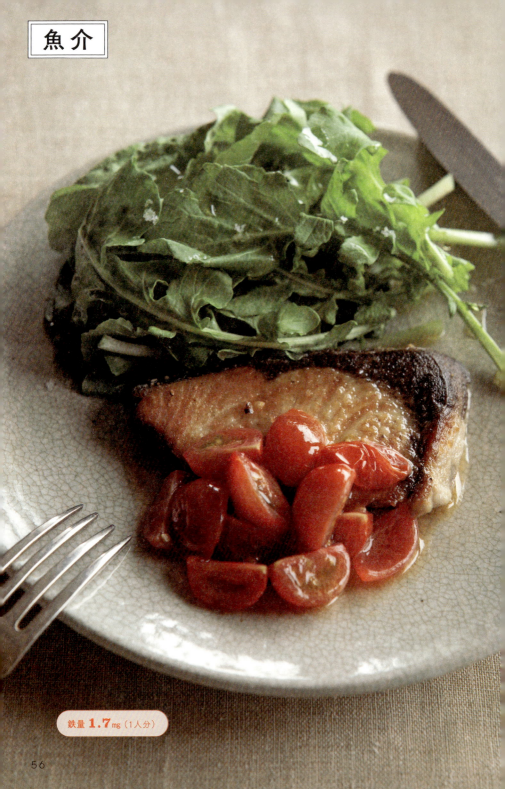

鉄量 **1.7**mg（1人分）

ぶりステーキ
トマトレモンバターソース

レモン＆バターで、香りとコクがきわ立つトマトソース。
鉄分とビタミンが豊富なルッコラを大盛りで添えて。

[材料] 2人分

ぶり（切り身）… 2切れ（200g）

ミニトマト … 8個

オリーブ油 … 小さじ1＋適量

塩 … 小さじ1/3＋少々

こしょう … 少々

小麦粉 … 適量

バター … 20g

A｜レモン汁 … 小さじ1/2
　｜塩 … 少々

ルッコラ … 適量

[作り方]

1　ぶりは塩小さじ1/3を振り、5分ほどおく。キッチンペーパーで水けをふいてこしょうを振り、小麦粉を薄くまぶす。ミニトマトは縦に4等分に切る。

2　フライパンにオリーブ油小さじ1を中火で熱し、ぶりを並べ入れる。2分ほど焼いて上下を返し、弱めの中火で2分ほど焼いて器に盛る。

3　2のフライパンをきれいにし、バターを入れて中火でとかす。ミニトマト、Aを加えてさっと炒め、2にかける。ルッコラはざく切りにして添え、塩少々を振り、オリーブ油適量をかける。

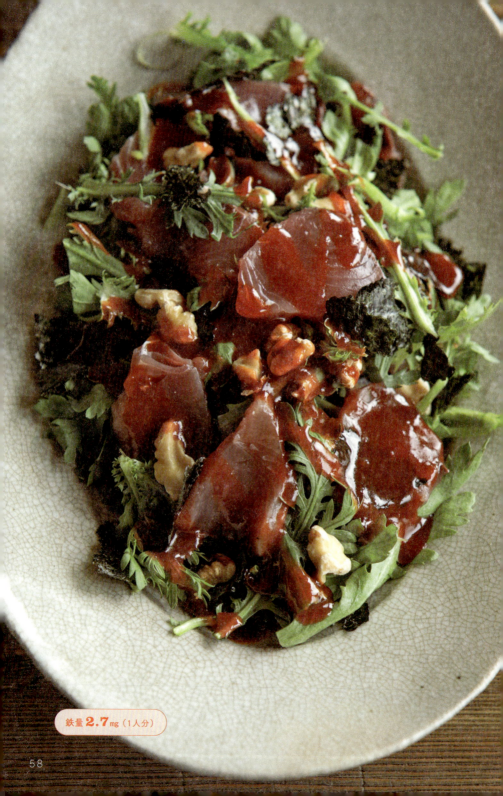

鉄量 **2.7**mg（1人分）

魚介

かつおと春菊のボリュームサラダ

かつおを刺し身やたたきではなく、サラダ仕立てで楽しんで。
春菊、くるみのほろ苦さ、コチュジャン風味で大人の味に。

[材料] 2人分

かつお（刺し身用）… 1さく（150g）

春菊 … 1/2束（80g）

くるみ（素焼き）… 30g

焼きのり … 全形1/2枚

A｜コチュジャン … 大さじ1と1/2
　　砂糖 … 大さじ1
　　ごま油 … 大さじ1
　　しょうゆ … 大さじ1/2
　　酢 … 大さじ1/2
　　にんにくのすりおろし
　　　… 1/4かけ分

[作り方]

1 かつおは7〜8mm厚さのそぎ切りにする。春菊は葉を摘んで大きいものは半分に切り、軸は斜め薄切りにする。くるみは半分に割る。焼きのりは小さくちぎる。

2 Aは混ぜ合わせる。

3 ボウルに1を入れてざっくりと混ぜ、器に盛り、Aをかける。

鉄分POINT

のりとくるみでおいしく鉄分プラス

焼きのりやくるみなど、少量ずつでも鉄分をチャージできる食材を加えたい。味のアクセントや風味のプラスにもなる。

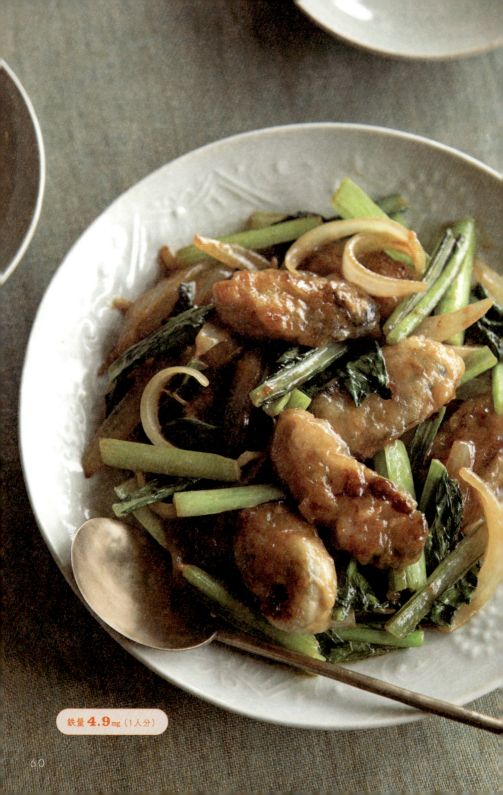

鉄量 **4.9**mg（1人分）

カキと小松菜のオイマヨ炒め

ヘム鉄のカキと非ヘム鉄の小松菜の組み合わせ。
マヨネーズ＋オイスターソース＋しょうゆでまろやかに。

[材料] 2人分

カキ … 8個（200g）
小松菜 … 1束（200g）
玉ねぎ … 1/2個（100g）
かたくり粉 … 適量
サラダ油 … 小さじ2
A　マヨネーズ … 大さじ2
　　オイスターソース … 大さじ1
　　しょうゆ … 小さじ1
　　酒 … 小さじ1

[作り方]

1　ボウルに3％ほどの塩水（分量外）を作り、かたくり粉適量を加え、カキを入れて振り洗いする（下記参照）。キッチンペーパーで水けをふき、かたくり粉をしっかりとまぶす。小松菜は5cm長さに切り、軸と葉に分ける。玉ねぎは1cm厚さのくし形切りにする。Aは混ぜ合わせる。

2　フライパンにサラダ油小さじ1を中火で熱し、カキを並べ入れて両面を1分30秒ずつ焼き、とり出す。

3　2のフライパンをきれいにしてサラダ油小さじ1を入れ、小松菜の軸と玉ねぎを入れて2分ほど炒める。しんなりしたら小松菜の葉を加え、葉がしんなりするまでさっと炒める。

4　カキを戻し入れ、Aを加えてさっと炒め合わせる。

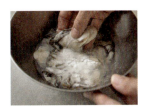

カキの汚れは塩水＆かたくり粉で振り洗い

ボウルに水500mlと塩15gほどを入れて塩水を作り、かたくり粉を加え、カキを入れて振り洗いする。

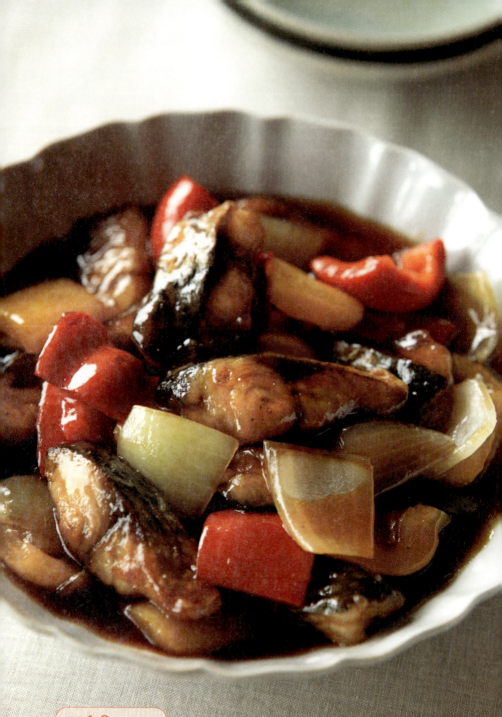

鉄量 **1.8**mg（1人分）

魚介

さばとパプリカの中華黒酢あん

黒酢のまろやかな酸味が食欲をそそり、鉄の吸収も促進。
さばには体にいい脂質のDHAやEPAも豊富に含まれます。

[材料] 2人分

生さば (切り身・半身) … 大1切れ (180g)
パプリカ (赤) … 1/2個 (正味70g)
パプリカ (黄) … 1/2個 (正味70g)
玉ねぎ … 1/4個 (50g)
塩 … ひとつまみ
酒 … 大さじ1/2
かたくり粉 … 適量
サラダ油 … 大さじ3
A 砂糖 … 大さじ3
　黒酢 … 大さじ2
　しょうゆ … 大さじ2
　水 … 100ml
　かたくり粉 … 大さじ1/2
ごま油 … 少々

[作り方]

1 さばは骨を除いて一口大に切り、塩を振って5分ほどおき、キッチンペーパーで水けをふく。酒をからめ、かたくり粉をしっかりとまぶす。パプリカ、玉ねぎは一口大に切る。Aは混ぜ合わせる。

2 フライパンにサラダ油を強めの中火で熱し、パプリカ、玉ねぎを入れてさっと揚げ焼きにしてとり出す。続いてさばを入れ、上下を返しながら3分ほど揚げ焼きにする。

3 フライパンの余分な油をキッチンペーパーでふきとり、パプリカ、玉ねぎを戻し入れる。Aを加えて混ぜ、中火にかけ、とろみがついたらごま油を加えてさっと混ぜる。

さば選びはここをチェック

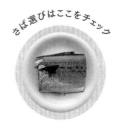

皮がピンと張っていて全体にふっくらしているものを。塩さばは生さばより鉄が多い。

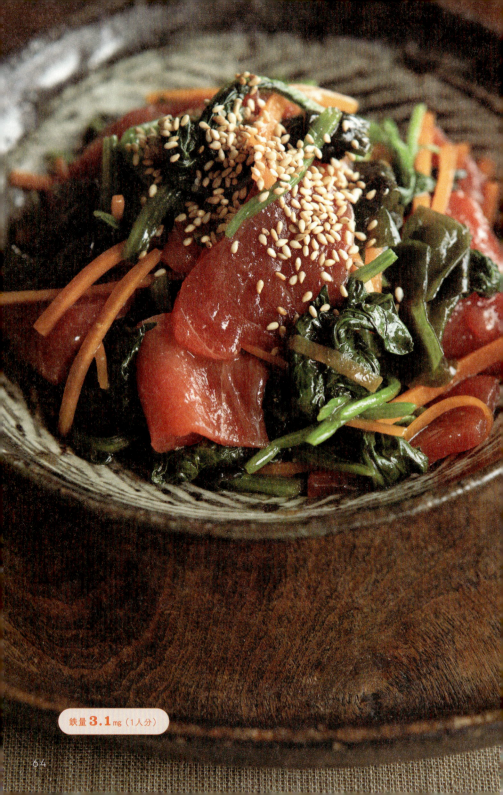

鉄量 **3.1**mg（1人分）

魚介

まぐろ、ほうれんそう、わかめのナムル

鉄の多い食材3種を合わせたナムル。ほうれんそうと
わかめでビタミンAや食物繊維もとれます。

[材 料] 2人分

まぐろの赤身（刺し身用切り落とし）
　… 150g

ほうれんそう … 1束（200g）

にんじん … 1/5本（30g）

カットわかめ（乾燥）… 3g

A　ごま油 … 大さじ1と1/2

　　しょうゆ … 大さじ1

　　塩 … 小さじ1/4

　　こしょう … 少々

いり白ごま … 適量

[作 り 方]

1　にんじんは5cm長さの細切りにする。わかめはたっぷりの水に5分ほどつけてもどし、水けをしぼる。

2　鍋にたっぷりの湯を沸かして塩少々（分量外）を加え、ほうれんそうを茎のほうから入れて強火でゆで、しんなりしたら葉も沈めてさっとゆでる。すぐに冷水にとって冷まし、水けをしぼって5cm長さに切り、もう一度水けをしぼる。同じ湯でにんじんをさっとゆで、水けをきって冷ます。

3　ボウルにAを混ぜ合わせ、まぐろ、2、わかめを加えてあえる。器に盛り、ごまを振る。

65

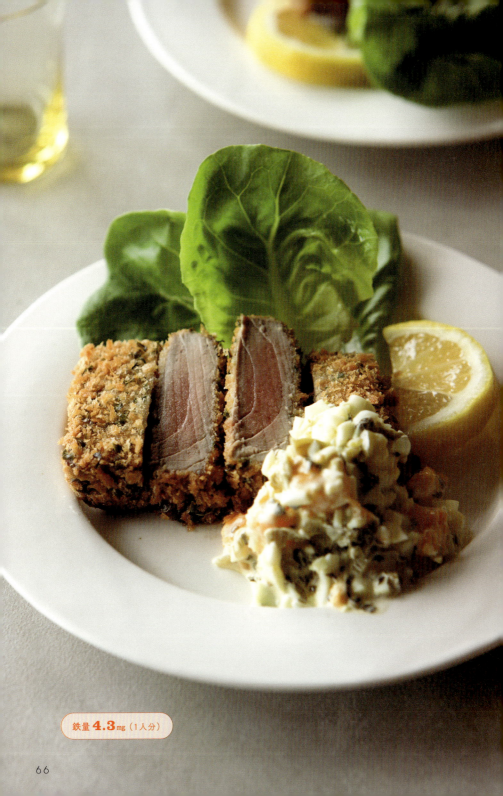

魚介

まぐろのバジルフライ
高菜タルタル添え

あっさりとしたまぐろの赤身をフライで。タルタルソースを
添えてボリューム満点。ドライバジルも高菜漬けも鉄食材です。

[材料] 2人分

まぐろの赤身（刺し身用）
　… 2さく（250g・2cm厚さのもの）
ゆで卵（熱湯から8分ゆでる）… 2個
高菜漬け … 30g
塩 … 小さじ1/3
こしょう … 少々
小麦粉、とき卵 … 各適量
A ｜ ドライパン粉 … 30g
　｜ **ドライバジル** … 大さじ1
揚げ油 … 適量
マヨネーズ … 大さじ2
サラダ菜、レモン（半月切り）… 各適量

[作り方]

1　ゆで卵、高菜漬けはあらいみじん切りにし、マヨネーズであえてタルタルソースを作る。

2　バットにAを混ぜ合わせる。まぐろは両面に塩、こしょうを振り、小麦粉、とき卵、Aの順に衣をつける。

3　フライパンに揚げ油を深さ2cmほど入れて200度に熱し、まぐろを入れる。ときどき上下を返しながら1分ほど揚げ、油をきる。

4　食べやすく切って器に盛り、1、サラダ菜、レモンを添える。

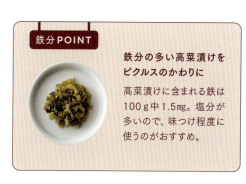

鉄分POINT

**鉄分の多い高菜漬けを
ピクルスのかわりに**

高菜漬けに含まれる鉄は
100g中1.5mg。塩分が
多いので、味つけ程度に
使うのがおすすめ。

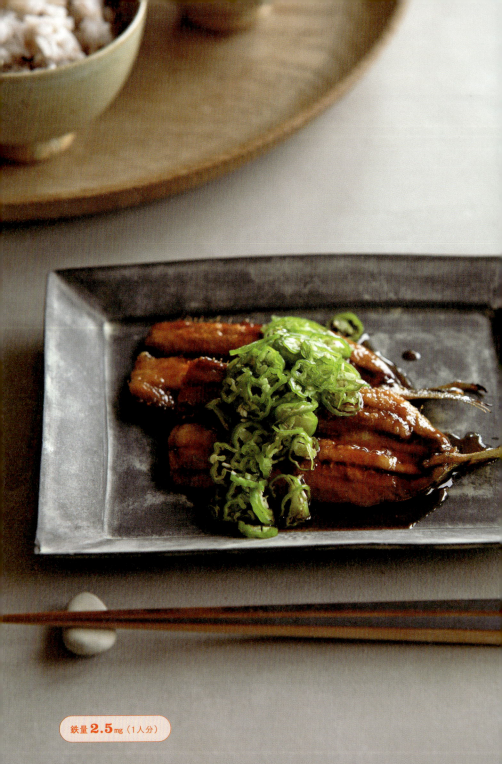

鉄量 **2.5** mg（1人分）

魚介

いわしのかば焼き ししとう風味

甘辛味のかば焼きは、ごはんがすすむ一皿。
刻んでのせた生のししとうがフレッシュ！

[材料] 2人分

いわし（手開きにしたもの）… 4尾分

ししとうがらし … 4本

かたくり粉 … 適量

サラダ油 … 大さじ1

A｜ しょうゆ … 大さじ1と1/2
　｜ みりん … 大さじ1と1/2
　｜ 砂糖 … 大さじ1/2

[作り方]

1 いわしはかたくり粉を薄くまぶす。ししとうはへたを除いて薄い小口切りにする。Aは混ぜ合わせる。

2 フライパンにサラダ油を中火で熱し、いわしを皮目を上にして入れて3分ほど焼き、上下を返して2分ほど焼く。フライパンの余分な油をキッチンペーパーでふいてAを加え、上下を返しながら照りよくからめて焼く。

3 器に盛り、ししとうをのせる。

69

卵

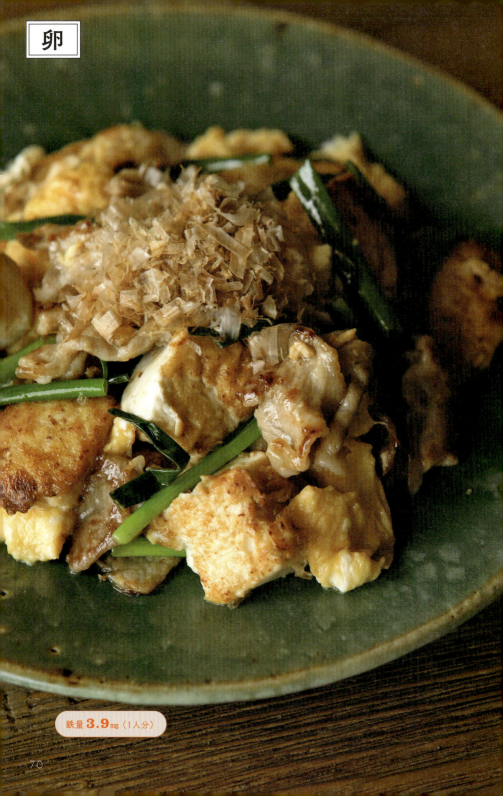

鉄量 **3.9**mg（1人分）

鉄分チャンプルー

卵、木綿豆腐、豚こま、そして削り節をたっぷり。
ヘムと非ヘムの鉄食材を組み合わせたチャンプルー。

[材料] 2人分

木綿豆腐 … 1丁（300g）

卵 … 3個

豚こまぎれ肉 … 100g

細ねぎ … 5本

削り節 … 1袋（3g）

塩 … 小さじ1/3＋少々

こしょう … 少々

A 酒 … 小さじ1

かたくり粉 … 小さじ1/2

塩 … 少々

サラダ油 … 大さじ1

しょうゆ … 大さじ1

[作り方]

1 豆腐は一口大にちぎる。キッチンペーパーにはさんで15分ほどおいて水きりし、塩小さじ1/3、こしょうを振る。卵は割りほぐし、塩少々を加えて混ぜる。豚肉はAをもみ込む。細ねぎは5cm長さに切る。

2 フライパンにサラダ油大さじ1/2を強めの中火で熱し、卵液を流し入れて半熟状に炒め、とり出す。

3 2のフライパンにサラダ油大さじ1/2を足して豆腐を入れ、上下を返しながらこんがりと焼き色がつくまで3分ほど焼き、フライパンの端に寄せる。あいたところに豚肉を加え、肉の色が変わるまで炒める。

4 2の卵を戻し入れ、削り節の半量、細ねぎを加えてざっくりと炒め合わせ、しょうゆを回し入れてさっと炒める。器に盛り、残りの削り節をのせる。

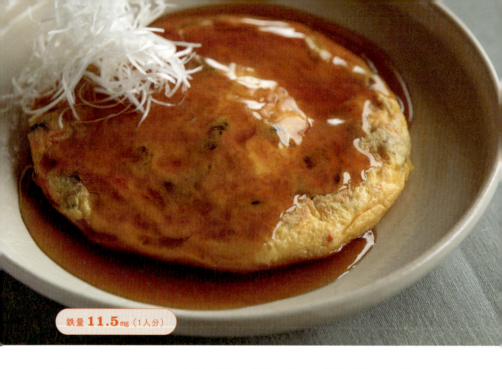

鉄量 **11.5**mg（1人分）

あさりかに玉

あさり水煮缶と卵で作る、鉄分充実おかず。
白いごはんにのせれば天津飯に。

[材料] 2人分

あさり水煮缶 … 1缶（正味65g）
かに風味かまぼこ … 50g
卵 … 4個
塩 … 小さじ1/4
サラダ油 … 大さじ1
A ┃ 鶏ガラスープの素 … 小さじ1/2
　┃ しょうゆ … 大さじ1
　┃ 酢 … 大さじ1
　┃ 砂糖 … 大さじ1
　┃ かたくり粉 … 小さじ1
　┃ 水 … 1/3カップ
ごま油 … 少々
白髪ねぎ … 適量

[作り方]

1　あさり水煮は缶汁をきる。かにかまはほぐす。ボウルに卵を割りほぐし、塩、あさり、かにかまを加えて混ぜる。

2　直径20cmほどのフライパンにサラダ油を中火で熱し、卵液を流し入れて木べらで大きく混ぜる。半熟状になったら形をととのえながら1分ほど焼き、上下を返して形をととのえながら1分ほど焼き、器に盛る。

3　2のフライパンをきれいにし、Aを入れて混ぜ、中火にかける。煮立ってとろみがついたらごま油を回し入れ、2にかけて白髪ねぎを添える。

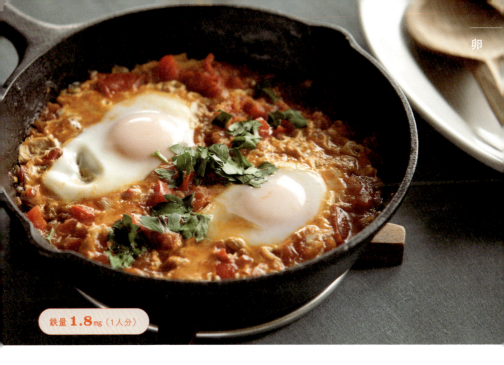

鉄量 **1.8**mg（1人分）

落とし卵のトマト煮込み

卵にソースをからめて召し上がれ。
チリパウダー＆パセリで鉄増強！

[材料] 2人分

卵 … 2個
玉ねぎのみじん切り
　　… 1/2個分（100g）
にんにくのみじん切り … 1かけ分
パプリカ（赤）… 1/2個（正味70g）
ベーコン … 2枚
トマト … 3個（450g）
オリーブ油 … 大さじ1
A｜**チリパウダー** … 小さじ1/2
　｜塩 … 小さじ1/2
　｜こしょう … 少々
イタリアンパセリのあらいみじん切り
　　… 適量

[作り方]

1　パプリカ、ベーコンは1cm角に切る。トマトは2cm角に切る。

2　直径22cmほどのフライパンにオリーブ油、にんにくを入れて中火で熱し、香りが立ったら玉ねぎを加えて2分ほど炒める。しんなりしたらパプリカ、ベーコンを加えてさっと炒め、油が回ったらトマト、Aを加えてとろりとするまで弱めの中火で7〜8分煮る。

3　くぼみを2カ所つくり、卵をひとつずつ割り入れる。ふたをして弱火にし、卵が好みのかたさになるまで蒸し煮にし、イタリアンパセリを振る。

豆腐

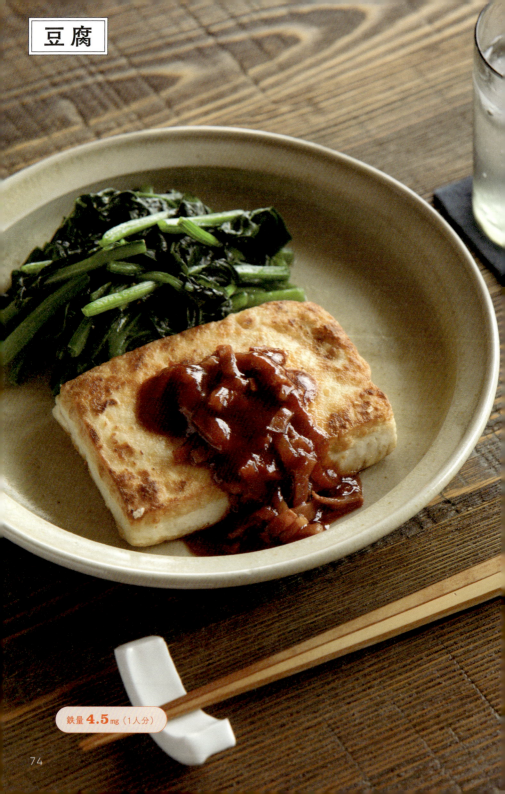

鉄量 **4.5**mg（1人分）

ベーコンソースの豆腐ステーキ

豆腐がベーコンソースでごちそうステーキに。
フライパンひとつでできるのもうれしい！

[材料] 2人分

木綿豆腐 … 1丁（300g）

ベーコン … 2枚

ほうれんそう … 1束（200g）

サラダ油 … 大さじ1

A｜塩 … 小さじ1/4
　｜こしょう … 少々

塩、こしょう … 各少々

小麦粉 … 適量

サラダ油 … 大さじ1

B｜トマトケチャップ … 大さじ2
　｜中濃ソース … 大さじ1
　｜赤ワイン … 大さじ1
　｜バター … 10g

[作り方]

1 　豆腐はキッチンペーパーで包み、同じくらいの重さの重しをのせ、15分ほどおいて水きりする。ベーコンは5mm幅に切る。ほうれんそうは5cm長さに切る。

2 　フライパンにサラダ油大さじ1/2を中火で熱し、ほうれんそうを入れて炒める。しんなりしたらAを加え、さっと炒めてとり出す。

3 　豆腐の厚みを半分に切ってキッチンペーパーで水けをふき、塩、こしょうを振って小麦粉をまぶす。

4 　フライパンにサラダ油大さじ1/2を足して中火で熱し、豆腐を並べ入れる。2分ほど焼いてこんがりとしたら上下を返し、さらに2分ほど焼く。器に盛り、ほうれんそうを添える。

5 　4のフライパンをきれいにし、ベーコンを入れて中火にかけ、さっと炒める。Bを加え、バターをとかしながら混ぜ、煮立ったら4の豆腐にかける。

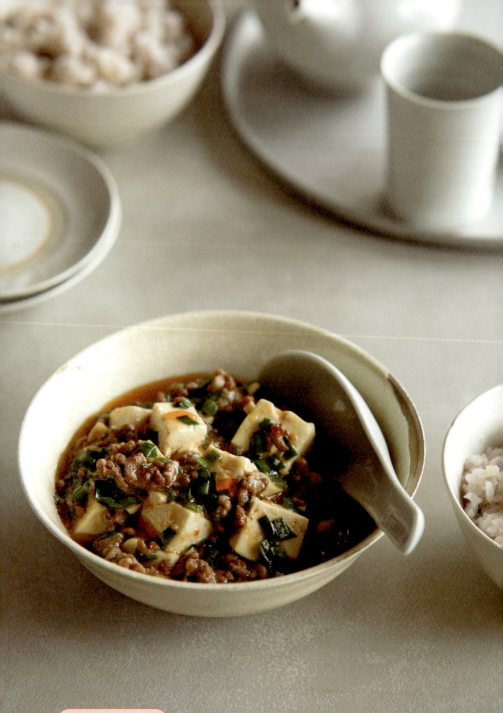

鉄量 **4.5**mg(1人分)

豆腐

鉄分麻婆豆腐

ひき肉をたっぷり使い、ビタミン＆鉄素材のにらを加えた
麻婆豆腐。豆腐はしっかり水きりするのがポイント。

[材料] 2人分

木綿豆腐 … 1丁（300g）

合いびき肉 … 150g

にら … 1/2束（50g）

にんにくのみじん切り … 1かけ分

サラダ油 … 大さじ1/2

豆板醤 … 小さじ1/2

A｜みそ … 大さじ1
　｜しょうゆ … 小さじ2
　｜水 … 200㎖

水どきかたくり粉
　　かたくり粉、水 … 各大さじ1

ラー油 … 適量

[作り方]

1　豆腐はキッチンペーパーで包み、同じくらいの重さの重しをのせ、15分ほどおいて水きりし、2cm角に切る。にらは小口切りにする。

2　フライパンにサラダ油、にんにく、豆板醤を入れて中火で熱し、炒める。香りが立ったらひき肉を加え、ほぐしながら肉の色が変わって少しこんがりとするまで炒める。

3　Aを加えて混ぜ合わせ、豆腐を加える。煮立ったら弱めの中火で3分ほど煮て、にらを加えてさっと混ぜる。

4　水どきかたくり粉を加えて混ぜ、とろみをつける。器に盛り、ラー油をかける。

厚揚げ

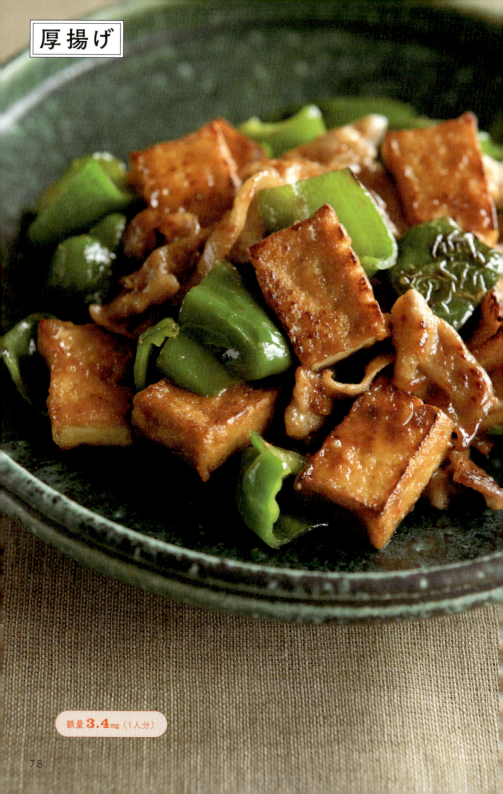

鉄量 **3.4**mg（1人分）

厚揚げ、豚こま、ピーマンの辛みそ炒め

こんがりと焼いた厚揚げに豚肉が加わったボリュームおかず。
豆板醤の辛みがピリリときいて、ごはんがすすみます。

[材料] 2人分

厚揚げ … 1枚（200g）

豚こまぎれ肉 … 100g

ピーマン … 4個（120g）

塩 … 少々

A | 酒 … 小さじ1
　 | かたくり粉 … 小さじ1/2
　 | 塩 … ひとつまみ

サラダ油 … 大さじ1/2

B | 豆板醤 … 小さじ1/2
　 | みそ … 大さじ1
　 | みりん … 大さじ2

[作り方]

1　厚揚げは横半分に切ってから縦に1cm厚さに切り、キッチンペーパーではさんで油抜きし、塩を振る。豚肉はAをもみ込む。ピーマンは一口大に切る。Bは混ぜ合わせる。

2　フライパンにサラダ油を中火で熱して厚揚げを並べ入れ、上下を返しながら2～3分焼く。こんがりとしたらフライパンの端に寄せ、あいたところに豚肉を加えて炒める。肉の色が変わったらピーマンを加え、しんなりするまで炒め合わせる。

3　Bを加え、さっと炒め合わせる。

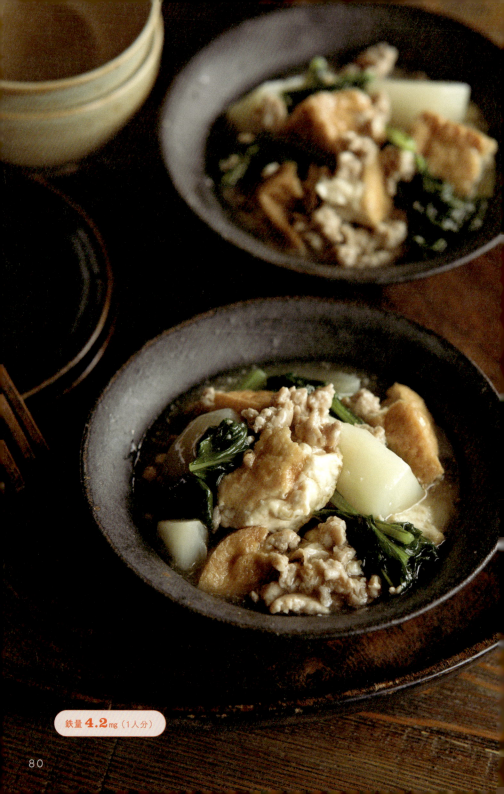

鉄量 **4.2**mg（1人分）

厚揚げとかぶのそぼろ煮

かぶと厚揚げに、鶏ひき肉のやさしいだしがしみて、いくらでも食べられそう。かぶの葉で鉄&ビタミンも。

[材料] 2人分

厚揚げ … 1枚（200g）
鶏ひき肉 … 150g
かぶ … 2個（200g）
かぶの葉 … 2個分（40g）
サラダ油 … 小さじ1
A｜酒 … 大さじ2
　｜みりん … 大さじ2
　｜塩 … 小さじ2/3
　｜しょうゆ … 大さじ1/2
　｜水 … 200ml
水どきかたくり粉
　かたくり粉、水 … 各大さじ1

[作り方]

1　厚揚げは一口大にちぎり、キッチンペーパーではさんで油抜きする。かぶは葉を切り落とし、皮をむいて六つ割りにする。葉は4cm長さに切る。

2　直径18cmほどの鍋にサラダ油を中火で熱し、ひき肉を入れてほぐしながら炒める。肉の色が変わったら厚揚げを加え、油が回るまで炒め、Aを加えて混ぜる。

3　煮立ったらかぶを加え、再び煮立ったらふたをして弱めの中火で3分ほど煮る。かぶの上下を返して葉を加え、ふたをしてさらに3分ほど煮る。水どきかたくり粉を加え、強火にして混ぜながらとろみをつける。

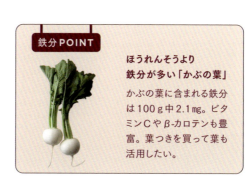

鉄分POINT

ほうれんそうより鉄分が多い「かぶの葉」

かぶの葉に含まれる鉄分は100g中2.1mg。ビタミンCやβ-カロテンも豊富。葉つきを買って葉も活用したい。

鉄分ちょい足し
サブおかず

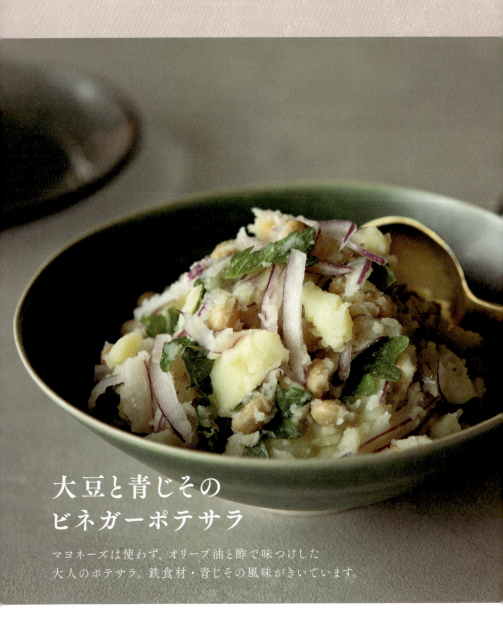

大豆と青じその
ビネガーポテサラ

マヨネーズは使わず、オリーブ油と酢で味つけした
大人のポテサラ。鉄食材・青じその風味がきいています。

ヘム鉄、非ヘム鉄を含む食材を使って、気軽に作れるレシピをご紹介。
いろいろな食材から「鉄」をとるために役立ちます。
「メインおかず」と組み合わせれば、最強の「鉄分ごはん」に!

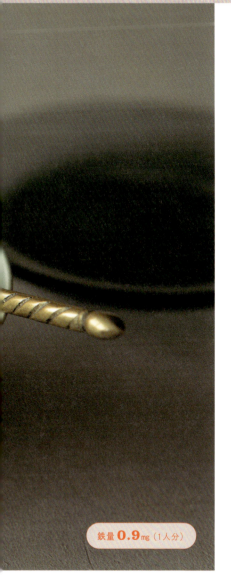

鉄量 **0.9** mg（1人分）

[材料] 2～3人分

じゃがいも … 2個（300g）
紫玉ねぎ … 1/4個（50g）
<u>蒸し大豆</u> … 50g
<u>青じそ</u> … 5枚
A　オリーブ油 … 大さじ1
　　酢 … 大さじ1/2
　　塩 … 小さじ1/3

[作り方]

1　じゃがいもはひとつずつラップで包み、電子レンジで3分ほど加熱し、上下を返して2分ほど加熱する。あら熱がとれたら皮をむいてボウルに入れ、フォークであらくつぶす。Aを加えて混ぜ、冷ます。

2　紫玉ねぎは横半分に切ってから縦に薄切りにする。青じそは小さくちぎる。

3　1に紫玉ねぎ、青じそ、蒸し大豆を加えてあえる。

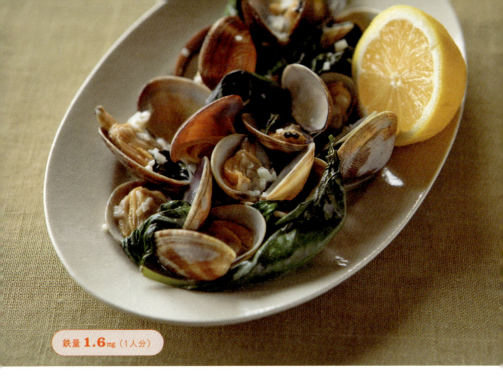

鉄量 **1.6**mg（1人分）

あさりとバジルのワインバター蒸し

ヘム鉄、非ヘム鉄の両方が含まれるあさり。
バジルも加え、レモンをギュッとしぼってビタミンCもプラス！

[材料] 2人分

あさり（砂出ししたもの）… 300g
バジル（生）… 1パック(20g)
にんにくのみじん切り … 1かけ分
オリーブ油 … 大さじ1/2
白ワイン … 50mℓ
バター … 15g
レモン … 1/2個

[作り方]

1　あさりは殻と殻をこすり合わせて洗う。バジルは葉を摘む。

2　フライパンにオリーブ油、にんにくを入れて中火で熱し、香りが立ったらあさり、白ワインを加えてふたをする。ときどきフライパンを揺すりながら、あさりの殻が開くまで3〜4分蒸す。

3　バターを小さくちぎって散らして混ぜ、バターがとけたらバジルを加えてさっと混ぜる。器に盛り、レモンを添える。

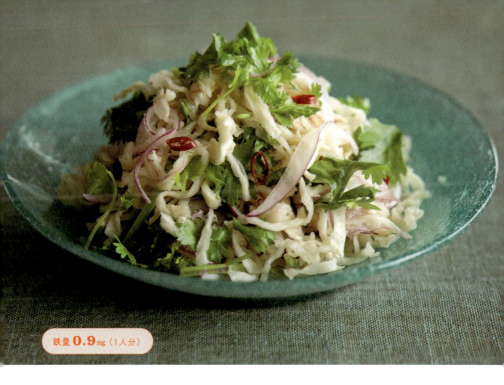

鉄量 **0.9**mg（1人分）

切り干し大根のエスニックサラダ

鉄、カルシウム、ビタミンB群、食物繊維が豊富な
切り干し大根。パクチー、ナンプラーでエスニック風に。

[材料] 2人分

切り干し大根 … 40g

紫玉ねぎ … 1/4個（50g）

パクチー … 1株（15g）

A　赤とうがらしの小口切り
　　　… 1/2本分
　　ナンプラー … 小さじ2
　　レモン汁 … 大さじ1/2
　　砂糖 … 大さじ1/2
　　塩、こしょう … 各少々
　　サラダ油 … 大さじ1

[作り方]

1　切り干し大根は水でさっとすすぐ。ボウルに入れてたっぷりの水を注ぎ、10分ほどおいてもどし、水けをしぼってほぐす。紫玉ねぎは縦に薄切りにし、パクチーは2cm長さに切る。

2　ボウルにAを入れて混ぜ、1を加えてあえる。

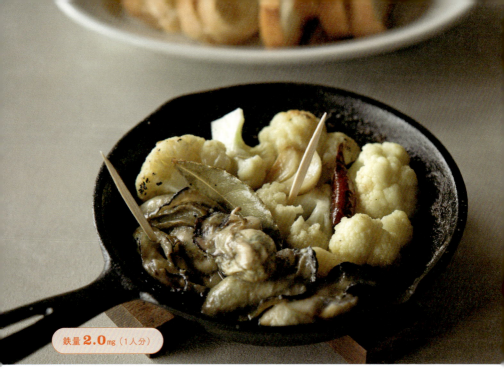

鉄量 **2.0** mg（1人分）

カキとカリフラワーのアヒージョ

カキのうまみがしみたカリフラワーはやみつきの味。
ワインやビールのおつまみにもぴったり。

[材料] 2人分

<u>カキ</u> … 6個（150g）
カリフラワー … 100g
A　にんにく（半分に切る）… 1かけ
　　赤とうがらし（種を除く）… 1本
　　オリーブ油 … 50㎖
　　ローリエ … 1枚
塩 … 小さじ1/3
バゲット … 適量
※グルテンフリー実践中のかたは
米粉のバゲットに。

[作り方]

1　ボウルに3％ほどの塩水（分量外）を作り、かたくり粉適量（分量外）を加え、カキを入れて振り洗いし、キッチンペーパーで水けをふく。カリフラワーは小房に分ける。

2　直径18㎝ほどのスキレットまたはフライパンにAを入れて弱火にかけ、煮立ったらカリフラワーを加えて塩を振り、上下を返しながら5分ほど煮る。カキを加え、返しながらさらに3分ほど煮る。

3　食べやすく切ったバゲットを添え、オイルにつけながら食べる。

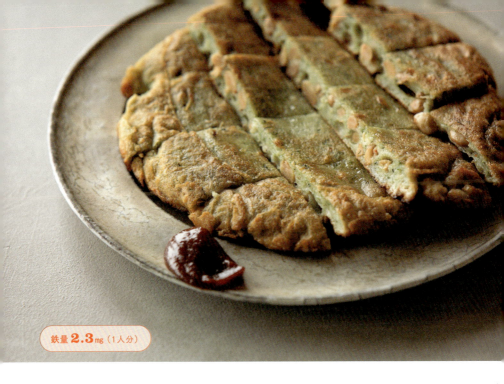

鉄量 **2.3**mg（1人分）

納豆と青のりのチヂミ

納豆、卵、青のり。相性のいい鉄食材を合わせた間違いなしのおいしさ。ごま油の香りがふわっ！

[材料] 2人分

納豆 … 2パック
納豆に添付のたれ … 2袋
A **青のり** … 小さじ2
　とき卵 … 1個分
　小麦粉 … 1/2カップ（55g）
　かたくり粉 … 大さじ3
　塩 … 小さじ1/4
　水 … 1/3カップ
ごま油 … 大さじ2
コチュジャン … 適量

[作り方]

1　納豆は添付のたれを加えて混ぜる。ボウルにAを入れて混ぜ、納豆を加えて混ぜる。

2　直径20cmほどのフライパンにごま油大さじ1を中火で熱し、1を流し入れて平らにならす。こんがりとするまで2〜3分焼いて上下を返し、鍋肌からごま油大さじ1を足し、同様に2〜3分焼く。

3　食べやすく切って器に盛り、コチュジャンを添える。

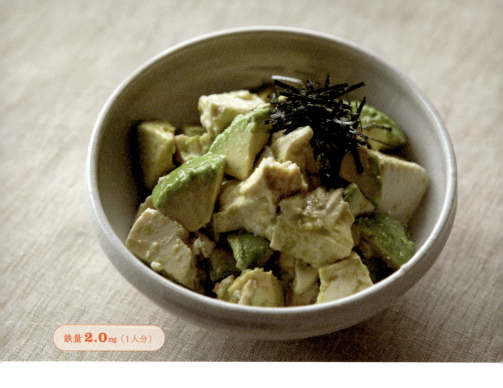

鉄量 **2.0**mg（1人分）

ちぎり豆腐とアボカドのナムル

アボカドのうまみを木綿豆腐が引き立てる！
火を使わず、簡単に作れるうれしい一品。

[材料] 2人分

アボカド … 1個
木綿豆腐 … 小1丁（200g）
A｜ごま油 … 大さじ1と1/2
　｜しょうゆ … 小さじ1/2
　｜塩 … 小さじ1/3
　｜こしょう … 少々
刻みのり … 適量

[作り方]

1　豆腐は一口大にちぎり、キッチンペーパーではさんで15分ほどおいて水きりする。アボカドは種と皮を除いて一口大に切る。

2　ボウルにAを入れて混ぜ、1を加えてあえる。器に盛り、刻みのりをのせる。

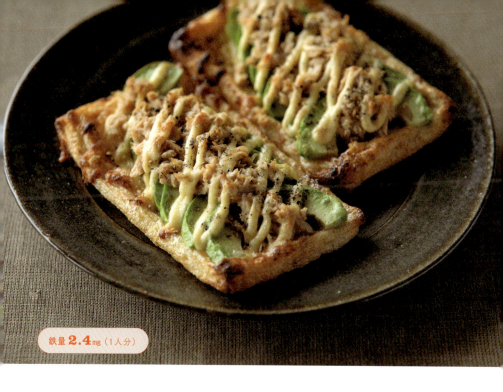

鉄量 **2.4**mg（1人分）

油揚げのツナマヨ焼き

ツナと一緒にとることで、油揚げの非ヘム鉄の吸収率がアップ。アボカドの彩りがおしゃれ。

[材料] 2人分

油揚げ … 2枚（120g）
ツナ缶 … 1缶（70g）
アボカド … 1/2個
マヨネーズ … 小さじ2 ＋ 適量
塩 … ひとつまみ
あらびき黒こしょう … 少々

[作り方]

1　ツナは缶汁を切る。アボカドは種と皮を除いて5mm厚さの半月切りにする。

2　オーブントースターの天板にアルミホイルを敷いて油揚げを並べ、マヨネーズ小さじ2を塗り広げて塩を振る。アボカド、ツナを順に広げてのせ、マヨネーズ適量を線状にかけ、こしょうを振る。

3　オーブントースターでこんがりと焼き色がつくまで5～6分焼く。

一皿のときこそ鉄分をプラス

ごはん物 & めん物

"もと"を作っていつでも簡単!

鉄分おにぎり

作りおきできるおにぎりの"もと"でにぎるから、いつでもしっかり鉄分をチャージ。食べれば元気がわいてくる!

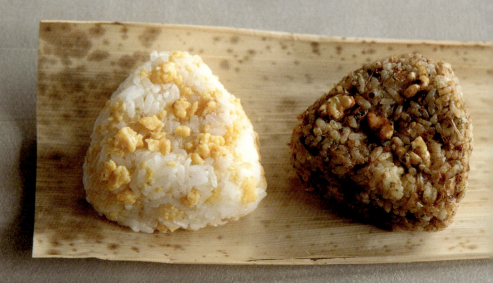

「卵とおかか」おにぎり

[材料と作り方] おにぎり1個分

ごはん100gに「卵とおかかふりかけ」(92ページ)大さじ3を混ぜる。手のひらに水、塩少々をつけてにぎる。

「おかかとくるみ、青のり」おにぎり

[材料と作り方] おにぎり1個分

ごはん100gに「おかかとくるみ、青のりふりかけ」(92ページ)大さじ1と1/2を混ぜる。手のひらに水、塩少々をつけてにぎる。

ささっと作りたいときや、一皿で鉄のほかの栄養もとりたいときに便利な
おにぎり、チャーハン、パスタ、カレー、そばのレシピ。
ラクに作れて、鉄分もそのほかの栄養もたっぷりです。

鉄分POINT　梅干しのクエン酸も鉄分吸収に一役

梅干しに含まれるクエン酸も、非ヘム鉄の吸収を促進。すっぱさが胃を刺激し、胃液の分泌を促すダブル効果が。

「小松菜とじゃこ、ごま」おにぎり

[材料と作り方]　おにぎり1個分

ごはん100gに「小松菜とじゃこ、ごまふりかけ」（93ページ）大さじ2を混ぜる。手のひらに水、塩少々をつけてにぎる。

「ひき肉とひじき、梅」おにぎり

[材料と作り方]　おにぎり1個分

ごはん100gに「ひき肉とひじき、梅ふりかけ」（93ページ）大さじ3を混ぜる。手のひらに水、塩少々をつけてにぎる。

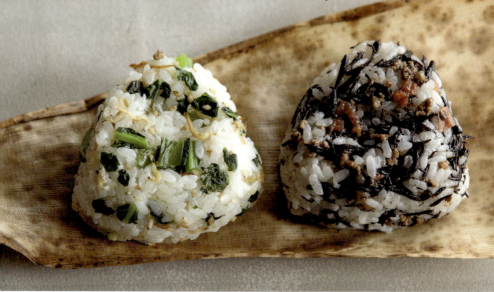

☆おにぎりの"もと"「ふりかけ」のレシピは92〜93ページで紹介

鉄分おにぎりの"もと"

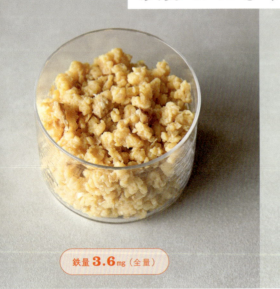

鉄量 **3.6**mg（全量）

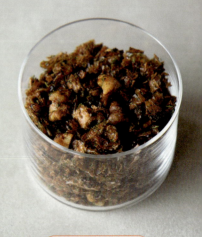

鉄量 **2.4**mg（全量）

卵とおかか ふりかけ

[材料と作り方]

1. <u>卵</u>4個は割りほぐす。
2. フライパンに1、塩小さじ3/4、砂糖大さじ2、水大さじ2、しょうゆ小さじ1を入れてよく混ぜ合わせる。中火にかけてこまかくほぐしながらいり、卵に火が通ったら<u>削り節</u>6gを加えてさっと炒め合わせる。

☆冷蔵室で3～4日保存可能。

おかかとくるみ、 青のりふりかけ

[材料と作り方]

1. <u>くるみ</u>（素焼き）15gはあらく刻む。
2. フライパンに1、<u>削り節</u>10g、しょうゆ、みりん各大さじ1と1/2を入れて混ぜ合わせる。弱めの中火にかけてほぐしながらいり、パラリとしてきたら、<u>青のり</u>小さじ2を加えてさっと混ぜる。

☆冷蔵室で10日ほど保存可能。

☆材料はすべて作りやすい分量

相性のいい鉄食材を組み合わせた、ふりかけ4種。
冷ややっこやサラダのトッピングにも。アレンジ自在！

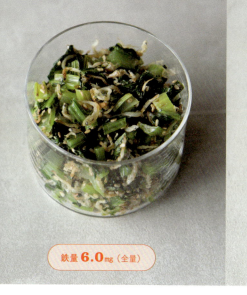

鉄量 **6.0**mg（全量）

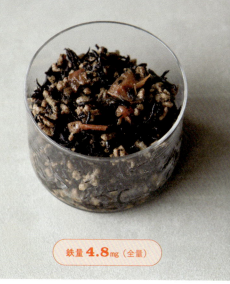

鉄量 **4.8**mg（全量）

小松菜とじゃこ、ごまふりかけ

[材料と作り方]

1. <u>小松菜</u>200gは根元を切り落とし、葉を縦に細切りにしてから1cm長さに切る。

2. フライパンにごま油大さじ1を中火で熱し、<u>ちりめんじゃこ</u>20gを入れて炒める。きつね色になってきたら1を加え、しんなりするまで2分ほど炒める。<u>削り節</u>2g、<u>いり白ごま</u>大さじ1、酒大さじ1、塩小さじ1/2を加え、全体になじむまで炒め合わせる。

☆冷蔵室で3〜4日保存可能。

ひき肉とひじき、梅ふりかけ

[材料と作り方]

1. <u>芽ひじき</u>15gはたっぷりの水に20分ほどつけてもどし、水けをしっかりときる。梅干し3個（塩分7％ほどのもの・正味30g）は種を除いてこまかくたたく。

2. フライパンにサラダ油小さじ1を中火で熱し、<u>合いびき肉</u>150gを入れて炒める。肉の色が変わったら芽ひじきを加えて炒め、全体に油が回ったらしょうゆ大さじ2、みりん大さじ1を加えて混ぜ、全体になじんだら梅肉を加えてさっと炒め合わせる。

☆冷蔵室で4〜5日保存可能。

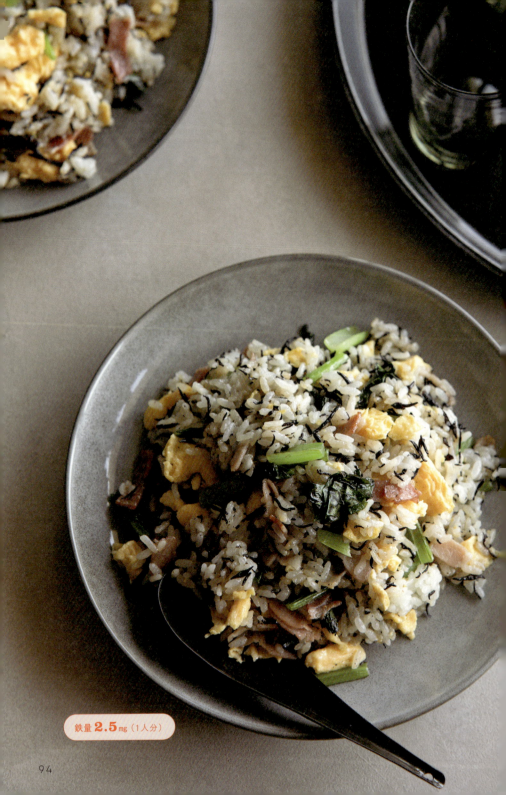

鉄量 **2.5** mg（1人分）

ベーコンと小松菜の
和風ひじきチャーハン

アクのない小松菜は使いやすく、ベーコンとの相性も◎。
卵のたんぱく質で非ヘム鉄の吸収率も上がります。

[材料] 2人分

あたたかいごはん … 400g
ベーコン … 3枚 (50g)
小松菜 … 1/2束 (100g)
芽ひじき … 5g
卵 … 2個
サラダ油 … 大さじ1
塩 … 少々＋小さじ1/2
こしょう … 少々
しょうゆ … 小さじ1

[作り方]

1 ベーコンは1cm幅に、小松菜は2cm長さに切る。芽ひじきはたっぷりの水に20分ほどつけてもどし、水けをしっかりときる。卵は割りほぐし、塩少々を加えて混ぜる。

2 フライパンにサラダ油大さじ1/2を強めの中火で熱し、とき卵を流し入れて炒め、半熟状になったらとり出す。

3 2のフライパンにサラダ油大さじ1/2を中火で熱し、小松菜を入れて炒める。しんなりとしたら、ベーコン、芽ひじきを加えてさっと炒める。

4 ごはんを加えてさっと炒め合わせ、塩小さじ1/2、こしょうを加え、鍋肌からしょうゆを加えて炒め合わせる。卵を戻し入れ、ひと混ぜする。

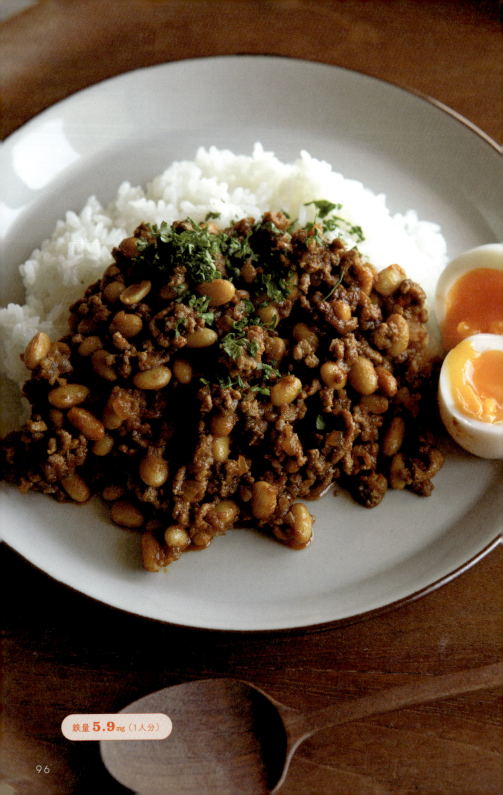

鉄量 **5.9**mg（1人分）

大豆入りキーマカレー

大豆、ひき肉、卵、カレー粉&チリパウダー、パセリ…
鉄食材のオンパレード! 多めに作って冷凍しても。

[材料] 2人分

蒸し大豆 … 100g
合いびき肉 … 200g
玉ねぎのみじん切り
　　… 1/2個分（100g）
にんにくのみじん切り
　　… 1/2かけ分
サラダ油 … 大さじ1/2
カレー粉 … 大さじ1
チリパウダー … 小さじ1
A｜トマトケチャップ … 大さじ2
　｜ウスターソース … 大さじ1
　｜塩 … 小さじ1/3
　｜水 … 100㎖
あたたかいごはん … 400g
パセリのみじん切り … 適量
ゆで卵（熱湯から7分ゆでる）… 2個

[作り方]

1 フライパンにサラダ油、にんにくを
入れて中火にかけ、香りが立った
ら玉ねぎを加えてしんなりするまで
2分ほど炒める。ひき肉を加え、肉
の色が変わるまでほぐしながら炒め
る。

2 カレー粉、チリパウダーを加えて混
ぜ、粉っぽさがなくなるまで炒める。

3 蒸し大豆、Aを加えて混ぜ、ときど
き混ぜながらとろりとするまで弱め
の中火で3分ほど炒め煮にする。

4 器にごはんとともに盛り、パセリを
振り、ゆで卵を添える。

鉄分POINT

**大豆はレンズ豆や
キドニービーンズにかえても**

大豆以外の豆類も鉄分の多い食材。
好みでレンズ豆やキドニービーンズに
かえて作っても。キドニービーンズは、
水煮缶やドライパックが便利。

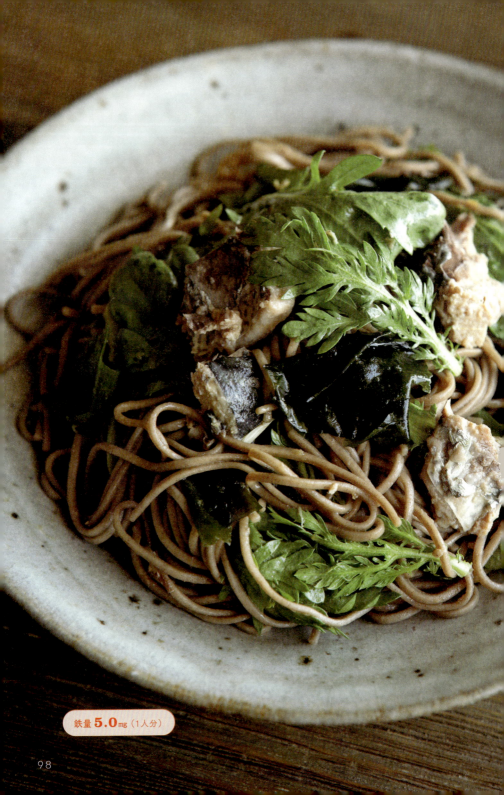

春菊とさば缶のサラダそば

鉄が多いだけでなく、栄養バランスも満点のそばレシピ。
しょうがとごま油の風味が、さばと春菊を引き立てます。

[材料] 2人分

そば（十割そば・乾めん）… 200g
春菊 … 1/3束（50g）
さば水煮缶 … 1缶（200g）
カットわかめ（乾燥）… 2g
A ┃ しょうがのすりおろし
　 ┃ 　… 1/2かけ分
　 ┃ しょうゆ … 大さじ2
　 ┃ ごま油 … 大さじ2
　 ┃ 塩 … ひとつまみ

[作り方]

1　春菊は葉を摘み、大きいものは半分に切り、軸は斜め薄切りにする。さば水煮は缶汁をきり、あらくほぐす。わかめはたっぷりの水に5分ほどつけてもどし、水けをしぼる。

2　鍋にたっぷりの湯を沸かし、そばを入れてほぐし、表示時間どおりにゆでる。ざるに上げ、冷水で締め、水けをしっかりきる。

3　ボウルにAを入れて混ぜ、2、1を加えてあえる。

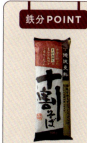

鉄分POINT

**鉄分豊富で風味も抜群！
そば粉100％のそば**

十割そばは鉄分も多く、香りや歯ごたえも抜群。冷水でしっかり締めるのがポイント。グルテンフリー実践中の人にもおすすめ。

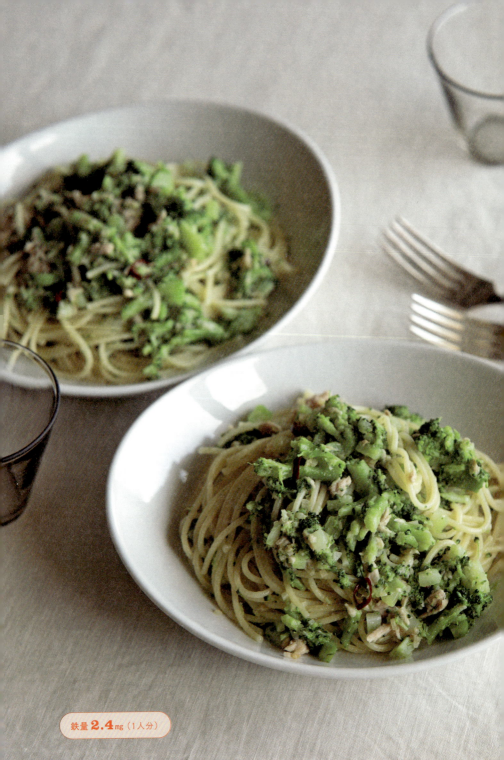

鉄量 **2.4** mg（1人分）

くずしブロッコリーと
ツナのペペロンチーノ

スパゲッティと一緒にゆでたブロッコリーが、おいしいソースに。
ツナのたんぱく質でブロッコリーの鉄分も効率よく。

[材料] 2人分

スパゲッティ … 160g
ブロッコリー … 小1個（250g）
ツナ缶 … 1缶（70g）
塩 … 適量
A｜オリーブ油 … 大さじ4
　｜にんにくのみじん切り
　｜　… 2かけ分
　｜赤とうがらしの小口切り
　｜　… 1本分

[作り方]

1　ブロッコリーは小房に分け、軸は皮を厚めにむいてあらいみじん切りにする。ツナは缶汁をきる。

2　鍋にたっぷりの湯を沸かして1％の塩（1.5ℓの熱湯に塩15g）を加え、スパゲッティとブロッコリーを入れ、袋の表示時間より1分ほど短めにゆでる。途中でゆで汁大さじ5をとり分ける。

3　フライパンにAを入れて弱火で熱し、にんにくがきつね色になるまで炒め、とり分けたゆで汁を加えてよく混ぜる。

4　スパゲッティがゆで上がったらざるに上げて湯をしっかりときり、ツナとともに3のフライパンに加え、ブロッコリーをくずしながら手早くからめる。

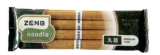

**1日の鉄分の2分の1がとれる
グルテンフリー＆糖質オフのめん
「ゼンブヌードル」**

姫野友美先生おすすめの「ゼンブヌードル」。原材料は黄えんどう豆100％。鉄分は乾めん80g中4.8mg含まれている。グルテンフリーで、小麦めんに比べて糖質も30％オフ。パスタや焼きそば、汁めんなどにも使える。https://zenb.jp

飲む鉄分
おかずスープ&みそ汁

チンゲンサイとわかめの
オイスタースープ

豚肉から出るうまみ＋オイスターソースとごま油のコク。
白いごはんがほしくなる鉄分スープです。

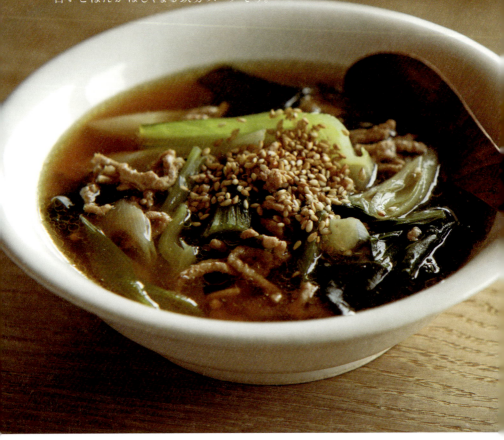

あたたかいスープやみそ汁は、鉄分補給に加え、体も心も
リラックスさせる一品。野菜もたんぱく質食材もたっぷり入った
具だくさんのレシピで、おなかも大満足！

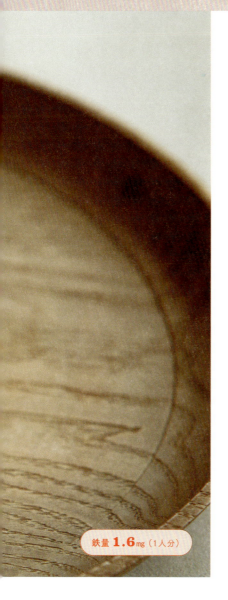

鉄量 **1.6**mg（1人分）

[材 料] 2人分

チンゲンサイ … 1株（150g）

ねぎ … 1本（100g）

カットわかめ（乾燥）… 2g

豚ひき肉 … 80g

A｜にんにくのすりおろし … 1/4かけ分
　｜オイスターソース … 大さじ2
　｜ごま油 … 大さじ1
　｜塩 … 小さじ1/3
　｜こしょう … 少々
　｜水 … 600㎖

いり白ごま … 適量

[作り方]

1　チンゲンサイは長さを4等分に切り、軸は縦に8等分に切る。ねぎは1㎝厚さの斜め切りにする。

2　鍋にAを入れて混ぜ、強火にかける。煮立ったらひき肉、わかめ、1を加え、再び煮立ったらアクをとってひと混ぜし、ふたをして弱火で5分ほど煮る。

3　器に盛り、ごまを振る。

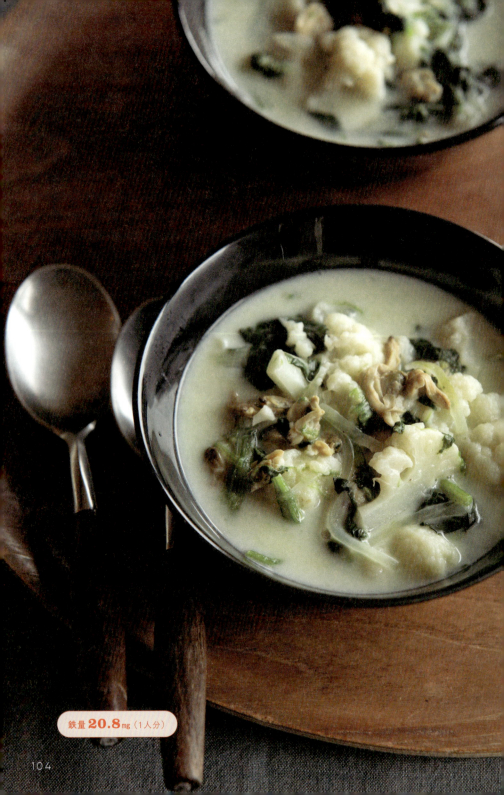

鉄量 **20.8** mg（1人分）

ほうれんそう、カリフラワー、あさりのチャウダー

便利な水煮缶を使ったチャウダー。20mgを超える鉄が入っているので、生理前後のつらいときに特におすすめ。

[材料] 2人分

あさり水煮缶 … 1缶(130g)
ほうれんそう … 1/2束(100g)
カリフラワー … 1/2個(200g)
玉ねぎ … 1/4個(50g)
A | ローリエ … 1枚
　 | 塩 … 小さじ3/4
　 | こしょう … 少々
　 | 水 … 400ml
牛乳 … 200ml
B | バター(室温にもどす) … 10g
　 | 小麦粉 … 大さじ1と1/2

[作り方]

1　ほうれんそうは4cm長さに切る。カリフラワーは小さめの小房に分け、玉ねぎは縦に薄切りにする。

2　鍋にAを入れて混ぜ、強火にかける。煮立ったら1、あさり水煮を缶汁ごと加え、再び煮立ったらふたをして弱火で8分ほど煮る。

3　牛乳を加え、煮立たせないようにあたためる。Bをねり混ぜ、煮汁にとき入れて中火にし、軽くとろみがつくまで煮る。

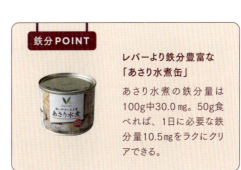

鉄分POINT

レバーより鉄分豊富な「あさり水煮缶」

あさり水煮の鉄分量は100g中30.0mg。50g食べれば、1日に必要な鉄分量10.5mgをラクにクリアできる。

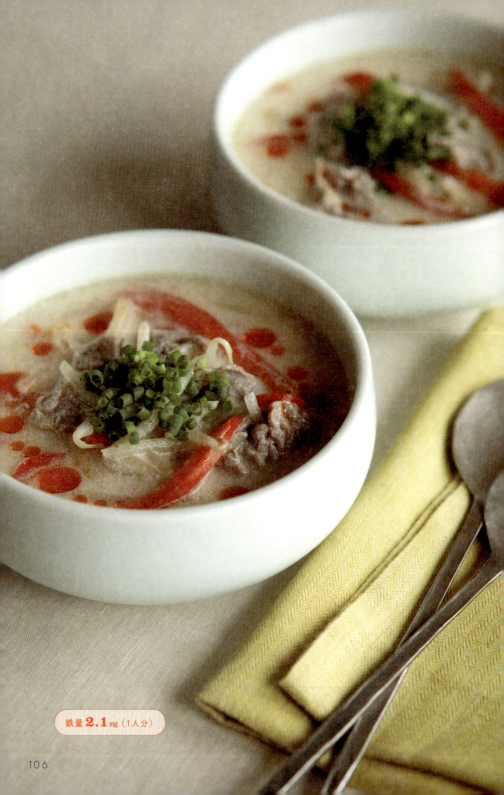

鉄量 **2.1** mg（1人分）

牛肉、もやし、パプリカの
ピリ辛豆乳スープ

牛肉のヘム鉄、豆乳の非ヘム鉄、パプリカのビタミンCで
効率よく鉄分補給！ 彩りもよく、食欲をそそります。

[材料] 2人分

牛こまぎれ肉(赤身) … 80g

もやし … 1袋(200g)

パプリカ(赤) … 1/2個(正味70g)

A | ナンプラー … 大さじ1と1/2
　 | 塩、こしょう … 各少々
　 | 水 … 400㎖

豆乳(無調整) … 200㎖

細ねぎの小口切り、ラー油
　… 各適量

[作り方]

1　パプリカは縦に細切りにする。

2　鍋にAを入れて混ぜ、パプリカ、もやし、牛肉を順に入れて強火にかける。煮立ったらアクをとってひと混ぜし、ふたをして弱火で5分ほど煮る。

3　豆乳を加え、煮立たせないようにあたためる。器に盛り、細ねぎをのせてラー油をかける。

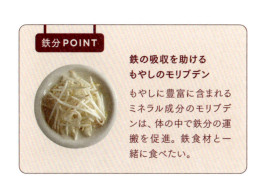

鉄分POINT

**鉄の吸収を助ける
もやしのモリブデン**

もやしに豊富に含まれるミネラル成分のモリブデンは、体の中で鉄分の運搬を促進。鉄食材と一緒に食べたい。

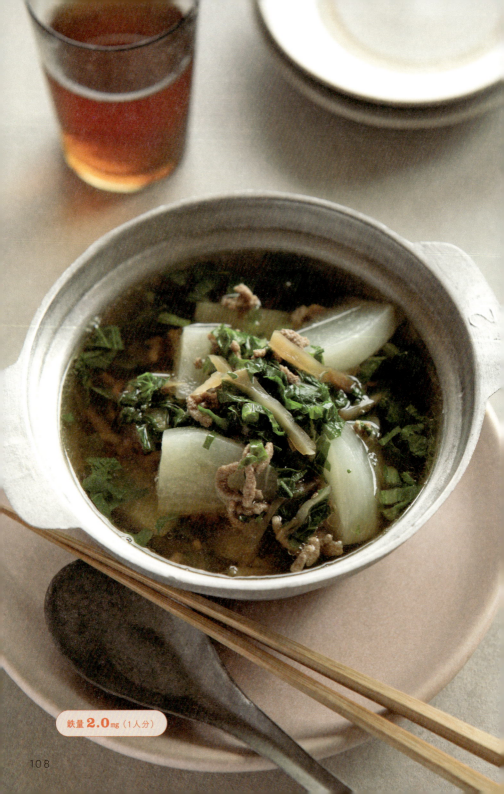

鉄量 **2.0** mg（1人分）

かぶとひき肉のザーサイスープ

かぶのやさしい甘み、ザーサイとしょうがの風味が
とけ込んだ中華風スープ。体の芯からあたたまります。

[材 料] 2人分

かぶ … 3個（300g）

かぶの葉 … 3個分（60g）

合いびき肉 … 100g

ザーサイ（味つき）… 15g

A しょうがのすりおろし
　　… 1/2かけ分
　塩 … 小さじ1/2
　しょうゆ … 大さじ1
　ごま油 … 大さじ1
　水 … 600㎖

[作 り 方]

1　かぶは葉を切り落とし、皮をむいて
　8等分のくし形切りに、葉は小口切
　りにする。ザーサイはせん切りにす
　る。

2　鍋にAを入れて混ぜ、強火にかけ
　る。煮立ったらザーサイ、ひき肉、
　かぶを加え、再び煮立ったらアクを
　とってひと混ぜし、ふたをして弱火
　で7分ほど煮る。

3　中火にし、かぶの葉を加えてさっと
　煮る。

毎日飲みたい 鉄分みそ汁

鉄量 **5.8**mg（1人分）

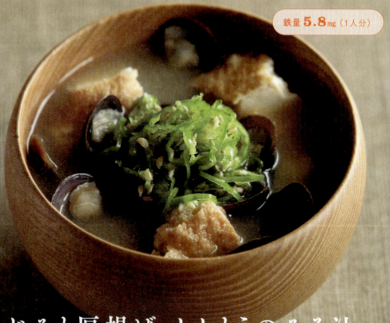

しじみと厚揚げ、ししとうのみそ汁

みそ汁のみそも鉄分豊富な食材。しじみのだしを味わい、薬味に使ったししとうの歯ざわりも楽しんで。

[材料] 2人分

- しじみ（砂出ししたもの）… 200g
- 厚揚げ … 1枚（200g）
- ししとうがらし … 3本
- みそ … 大さじ3

[作り方]

1. しじみは殻と殻をこすり合わせてよく洗う。厚揚げは小さめの一口大にちぎり、キッチンペーパーではさんで油抜きする。ししとうはへたを切り落とし、薄い小口切りにする。

2. 鍋に水600㎖、しじみ、厚揚げを入れて中火にかけ、煮立ったらアクをとり、しじみの殻が開いたら弱めの中火で3分ほど煮る。

3. みそをとき入れて器に盛り、ししとうをのせる。

こんな組み合わせも

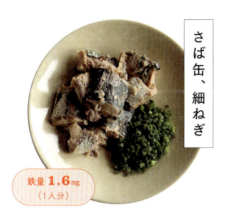

さば缶、細ねぎ

鉄量 **1.6**mg （1人分）

[材料] 2人分

さば水煮缶 … 1缶 (200g)

細ねぎ … 3本

小松菜、ちぎり豆腐

鉄量 **1.9**mg （1人分）

[材料] 2人分

小松菜 … 1/2束 (100g)

木綿豆腐 … 1/3丁 (100g)

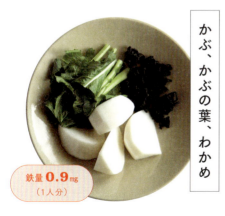

かぶ、かぶの葉、わかめ

鉄量 **0.9**mg （1人分）

[材料] 2人分

かぶ … 3個 (300g)

かぶの葉 … 3個分 (60g)

カットわかめ (乾燥) … 2g

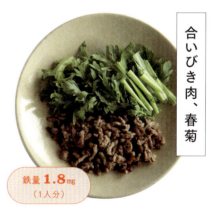

合いびき肉、春菊

鉄量 **1.8**mg （1人分）

[材料] 2人分

合いびき肉 (炒める) … 100g

春菊 … 2/3束 (100g)

☆鉄量は汁の分も加えると「＋1.1mg」

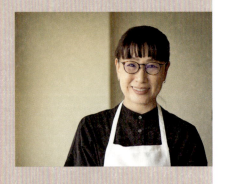

市瀬悦子（いちせ・えつこ）

料理家、フードコーディネーター。「おいしくて、作りやすい家庭料理」をテーマに、書籍、雑誌、テレビなどで幅広く活動中。身近な素材にちょっとした工夫を加えたレシピは、料理初心者からベテランまで幅広い層に人気。『あるものだけで作れる平日ごはん』『ほぼ10分べんとう266』（ともに主婦の友社）ほか著書多数。

〈監修　※知識編・レシピ編栄養監修〉

姫野友美（ひめの・ともみ）

心療内科医、医学博士。東京医科歯科大学卒業。ひめのともみクリニック院長。日本心身医学会専門医。日本心療内科学会登録医。「オーソモレキュラー医学」にもとづく「栄養療法」をとり入れ、「病気にならない、そして病気になってもすぐに立ち直るメンタルとボディづくり」を指導。日本テレビ「世界一受けたい授業」、テレビ東京「主治医が見つかる診療所」などのテレビ、雑誌ほかメディア出演も多数。

Staff

ブックデザイン　高橋朱里（マルサンカク）
撮影　澤木央子
スタイリング　佐々木カナコ
調理アシスタント　織田真理子　小野 翠
イラスト　oyasmur
栄養計算　スタジオ食
校正　荒川照実
DTP　松田修尚（主婦の友社）
編集　田崎佳子　澤藤さやか
編集担当　松本可絵（主婦の友社）

体と心が軽くなる 鉄分ラクラクごはん

2024年10月20日　第1刷発行
2025年 3 月20日　第2刷発行

著　者　市瀬悦子
発行者　大宮敏靖
発行所　株式会社主婦の友社
　　　　〒141-0021
　　　　東京都品川区上大崎3-1-1
　　　　目黒セントラルスクエア
　　　　電話　03-5280-7537
　　　　　　（内容・不良品等のお問い合わせ）
　　　　　　049-259-1236（販売）

印刷所　大日本印刷株式会社
©Etsuko Ichise 2024　Printed in Japan
ISBN978-4-07-459974-5

Ⓡ〈日本複製権センター委託出版物〉
本書を無断で複写複製（電子化を含む）することは、著作権法上の例外を除き、禁じられています。本書をコピーされる場合は、事前に公益社団法人日本複製権センター（JRRC）の許諾を受けてください。また本書を代行業者等の第三者に依頼してスキャンやデジタル化することは、たとえ個人や家庭内での利用であっても一切認められておりません。
JRRC〈https://jrrc.or.jp　eメール:jrrc_info@jrrc.or.jp　電話:03-6809-1281〉

■ 本書のご注文は、お近くの書店または主婦の友社コールセンター（電話0120-916-892）まで。
＊お問い合わせ受付時間　月〜金（祝日を除く）
10:00〜16:00
＊個人のお客さまからのよくある質問のご案内
https://shufunotomo.co.jp/faq/